Hans Werner

Das Horoskop

Hans Werner

Das Horoskop

und andere merkwürdige Geschichten

Goldene Rakete Verlag für Belletristik

Imprint

Any brand names and product names mentioned in this book are subject to trademark, brand or patent protection and are trademarks or registered trademarks of their respective holders. The use of brand names, product names, common names, trade names, product descriptions etc. even without a particular marking in this work is in no way to be construed to mean that such names may be regarded as unrestricted in respect of trademark and brand protection legislation and could thus be used by anyone.

Cover image: www.ingimage.com

Publisher:
Goldene Rakete Verlag für Belletristik
is a trademark of
International Book Market Service Ltd., member of OmniScriptum Publishing Group
17 Meldrum Street, Beau Bassin 71504, Mauritius

Printed at: see last page
ISBN: 978-620-2-44311-1

Hans Werner

Das Horoskop

und andere

merkwürdige Geschichten

Impressum:

Vorwort

Vielleicht erinnern sich noch manche Leser an meine ersten Geschichten, die in den Anthologien „Schicksalhafte Begegnungen“ und „Satirisch Gut“, und in meinem ersten Buch „Aus mir selbst“ erschienen sind. Die vorliegende Sammlung enthält neue Erzählungen, die bislang noch nirgends gedruckt wurden. Lediglich auf literarischen Foren im Internet sind diese Texte probeweise eingestellt worden und haben daselbst eine beachtliche Resonanz erzielt. Dadurch ermutigt, hat sich der Autor nun entschlossen, diese Erzählungen in dem Verlag „Goldene Rakete“, zu veröffentlichen und damit einer breiteren Leserschaft zugänglich zu machen. Die in ihnen dargestellten Handlungen sind überwiegend frei erfunden und entspringen im Wesentlichen der Fantasie des Autors. Ähnlichkeiten zwischen auftretenden Erzählfiguren und wirklich lebenden Personen wären daher unbeabsichtigt und rein zufällig. Insbesondere sollte man keine Querverbindungen suchen zwischen den Erzählhandlungen und dem Privatleben des Verfassers. Nur bei wenigen Texten gibt es einen biographischen Erzählkern, der dann auch aus Stil und Sprache unmittelbar erkennbar wird. Aber meistens bildet sich der Erzählstoff aus freier Erfindung. Als Deutschlehrer hat der Autor ein Leben lang versucht, Kinder beim Aufsatzschreiben zu ermutigen, die eigene Fantasie zu gebrauchen. Sie sollten sich nicht von der ängstlichen Frage gängeln lassen, ob denn das Erzählte auch wahrscheinlich sei und den Gesetzen der Wirklichkeit entspreche. Denn eine jede Geschichte gehorcht, wenn sie gut erzählt wird, ihrer eigenen Logik und gelangt zu einer eigenen Aussage. Auch als schreibender Autor nimmt der Verfasser nun für sich das gleiche Recht in Anspruch, das er früher seinen aufsatzschreibenden Kindern zugebilligt hat, nämlich der eigenen Fantasie freien Lauf zu lassen und dieser Fantasie Handlungen zu entlocken, die, fern den Gesetzen der Wahrscheinlichkeit, ungewöhnlich und merkwürdig sind. Denn das „Ungewöhnliche", das „Merkwürdige" – Goethe sprach von der „unerhörten Begebenheit" – ist gerade geeignet, den Blick des Lesers zu schärfen für manche aktuelle Probleme unserer Gesellschaft. Gerade das Ungewöhnliche, das Merkwürdige machen eine Handlung wert, erzählt und gelesen zu werden.

In ihrem Inhalt und ihrer stilistischen Anlage unterscheiden sich die einzelnen Erzählungen deutlich voneinander. Die Eingangsgeschiche „Das Horoskop" enthält viele Merkmale eines Thrillers und schildert die Verunsicherung eines Menschen, der durch die Begegnung mit einer Frau beinah in die Fänge eines terroristischen Netzwerks gerät. „Arzt vor Gericht" und „Die Ballonfahrt" sind eher psychologische Geschichten um Liebe und Selbstverwirklichung. „Das verlorene Gedächtnis" behandelt den Versuch eines Menschen, sich von traumatischen Erinnerungen zu befreien. „Die alte Frau" ist ganz aus der Perspektive eines alten Menschen erzählt, der mit den spezifischen Problemen der Vereinsamung im Alter zu kämpfen hat. Auf ein eigenes konkretes Erlebnis geht die Geschichte „Die Liliputanerin" zurück, während „Das Lebkuchenherz", „Das schönste Weihnachtsgeschenk" und „Eifersucht" völlig frei erfundene Erzählungen sind, die um die Themen Ehe und Familie kreisen. „Elsa die Wespe" könnte man dem Genre des magischen Realismus zuordnen, „Veronika“ handelt vom Problem der Sterbebegleitung und „Die Zeit“ ist eher eine kleine philosophische Parabel. Zum Schluss möchte der Autor noch einmal betonen, dass die Grenzen zwischen biographischem Erzählkern, wenn es ihn gibt, und freiem Erfinden immer fließend sind. Jedenfalls ist er guter Hoffnung und guten Glaubens, dass auch diese Geschichten wie seine ersten Erzählungen ihre Leser finden werden, die sich mit geistigem Genuss darein vertiefen und aus ihnen einen guten bleibenden Eindruck mitnehmen können.

Im September 2017

Der Verfasser

Das Horoskop

1. Kapitel

Johannes Reimer war sich nicht sicher, ob er heute Abend überhaupt ausgehen sollte. Schon hatte er seinen neuesten Straßenanzug aus dem Schrank geholt, vor sich hingehalten und sich dabei im Spiegel betrachtet. Sein Äußeres erschien ihm gar nicht so übel. So alt bin ich ja noch nicht, dachte er, warum sollte ich dieser Lady nicht gefallen? Er hatte nämlich auf eine Anzeige geantwortet, die vor einigen Tagen in dem Lokalblättchen erschienen war, das er sich zur Zerstreuung hielt und in dem er manchmal pazifistische Leserbriefe veröffentlichte. Rein zufällig hatte er gelesen, eine Dame würde sich anbieten, als gesittete und gebildete Unterhalterin einsamen älteren Herren die Zeit zu vertreiben, ohne finanzielle Interessen. Eigentlich hatte er bislang derlei Angebote stets angewidert zur Seite gelegt. Er war sich zu gut dazu, sich auf solche Kontakte einzulassen. Denn das Leben hatte es mit ihm immer gut gemeint. Immer gab es Menschen, vorwiegend weiblichen Geschlechts, die ihn mit Wohlgefallen betrachteten und ihm auch eindeutige Avancen machten. Gleichwohl war es in letzter Zeit eher etwas einsam um ihn geworden.

Das lag zum Teil daran, dass er mit zunehmenden Jahren einiges von seiner ursprünglichen Entschlusskraft eingebüßt hatte. Sein Wille, früher elastisch und erregbar, kam etwas in die Jahre und wurde steif und lahm. Auch hatte er, wegen Erreichung der Altersgrenze, seinen Beruf aufgeben müssen. Zuvor war er Pädagoge am örtlichen Heine-Gymnasium, Altsprachler und Historiker. Übrigens hatte er, als fortschrittlich gesinnter Literat, einiges dazu beigetragen, dass seine Schule sich nach diesem immer noch angefehdeten jüdischen Dichter benannt hatte. Außerdem waren seine Kinder, nach Abschluss ihrer Studien, schon vor Jahren fortgezogen, und lebten nun, Hunderte von Kilometern entfernt, in Köln und Berlin, wo sie sich als Arzt und Rechtsanwalt niedergelassen hatten.

Schließlich schlüpfte Johannes Reimer in seinen neuen Anzug, wählte die passende blau-graue Krawatte aus, verknotete sie unter dem Hemdkragen, wobei er den Knoten

absichtlich etwas fülliger aufbauschte, und sprühte ein bisschen Herren-Parfüm auf seine Wangen, gerade mal soviel, um sein Fluidum unaufdringlich zu veredeln.
Seine Frau, Manuela, die schon vor Jahren an einem Krebsleiden gestorben war, hatte lange vor ihrer Erkrankung ohne sein Wissen ein Horoskop über ihn erstellen lassen. Johannes war total ahnungslos. Zufällig entdeckte er das Horoskop, als er nach Manuelas Tod für Behördengänge Dokumente zusammensuchte. Unter Geburtsschein und Heiratsurkunde fiel ihm ein glänzender brauner Aktendeckel in die Hände, auf dem seltsame astrologische Zeichen eingelassen waren. Neugierig öffnete er ihn und merkte mit Verwunderung, dass es sich hier offenbar um seine eigene Zukunft handelte. Mit fiebernder Hast überlas er die einzelnen Punkte – klare Fakten wurden eigentlich nicht genannt– und verglich sie mit seinem eigenen Leben. Nach anfänglich überheblicher Skepsis musste er schließlich doch zugeben, dass die eine oder andere Voraussage wohl in seinem Leben wirklich eingetroffen war. Freilich blieb alles immer eine Frage der Ausdeutung, und manches konnte man so oder so sehen. Aber schließlich überwog in Johannes, obwohl er eigentlich eher ein rational denkender Mensch war, dennoch die Überzeugung, dass solche Vorhersagen offenbar grundsätzlich möglich sein müssten.
Nun aber, als Johannes mit dem Studium dieser Schrift schon beinah zu Ende war, kam die große Überraschung. Das letzte Blatt fehlte. Es war herausgerissen. Man konnte in der Mitte am Falz der Blätter noch genau die Rissstelle erkennen. Das Blatt war ohne jeden Zweifel herausgerissen worden. Warum wohl? Und von wem? Fragen über Fragen. Johannes kam schließlich, nach längerem Überlegen, zur Ansicht, dass dieses Blatt wohl entscheidende Aussagen über sein Lebensende enthalten haben musste, vielleicht Andeutungen über die Art seines Ablebens, vor allem aber, und das ging ihn jetzt hier besonders an, Hinweise auf den Zeitpunkt seines Todes. Johannes begann fieberhaft zu rechnen. Er überschlug die Zeiträume, die in den einzelnen Kapiteln abgehandelt worden waren, und kam zu dem beunruhigenden Ergebnis, dass sich die herausgerissene letzte Seite ganz klar auf die Lebensphase beziehen musste, in der er sich jetzt gerade befand.

Jeden Tag also konnte sich sein Tod ereignen. Seit dieser Zeit begann Johannes ängstlich auf seine Gesundheit zu achten. Jeden Tag inspizierte er seinen Körper, ob sich nicht irgendwo ein kleiner Vorbote beginnenden Hautkrebses abzeichnete. Auch achtete er sorgfältig auf jede Unregelmäßigkeit seiner Verdauung und war daher in jeder Beziehung ängstlich geworden. Wenn irgendwoher das Gerücht aufkam, eine Virusinfektion mache wieder die Runde, dann mied er größere Menschenansammlungen und blieb am liebsten zu Hause in seinem Wohnzimmer, das er nach den Gesichtspunkten gesundheitlicher Nützlichkeit moderat geheizt hatte. Als ihn einmal eine Zecke gebissen hatte und er es erst nach einigen Tagen merkte, weil sich die Bissstelle unterhalb der linken Pobacke befand, geriet er in wahre Panik und glaubte sich von allen möglichen Krankheiten befallen. Ängstlich suchte er jeden Tag seinen Körper ab, ob sich nicht irgendwo ferne Anzeichen einer Wanderröte zeigen könnten, jenes untrügliche Zeichen der gefährlichen Borreliose. Und erst Wochen danach, als nach mehreren Blutuntersuchungen keine Borrelien gefunden wurden, klang seine Sorge etwas ab und seine Todesangst ließ nach.
Dabei musste er sich doch eigentlich sagen, dass jeder Mensch irgendwann einmal sterben würde. Denn nichts ist dem Menschen so sicher vorherbestimmt wie sein eigener Tod. Nur der Zeitpunkt ist nicht klar und diesen Zeitpunkt in unbestimmte Ferne hinauszuschieben ist bekanntlich das eigensinnige Bestreben eines jeden Menschen. Johannes Reimer war besessen davon, sein eigenes Leben vor jedem feindlichen Zugriff sorgsam zu hüten, weil er stets argwöhnte, irgendetwas oder irgendjemand könnte es gefährden. In der Kirche hörte er manchmal vom Prediger den Satz: „Wer sein Leben behalten will, wird es verlieren, wer es aber um meinetwillen verlieren wird, der wird es behalten.“ Von Schauder ergriffen schüttelte er den Kopf und verließ vor der Zeit den Gottesdienst.
Nun also war im Horoskop die letzte Seite herausgerissen und Johannes zweifelte überhaupt nicht daran, dass diese letzte Seite den Zeitpunkt seines Ablebens unstrittig vorhersagte. Vielleicht sollte sogar dieser heutige Tag, an dem er

sich anschickte, die Wohnung zu verlassen, um diese Dame zu treffen, sein Todestag werden.
Er verließ die Wohnung, ging über den Korridor die Flurtreppe hinunter, die alten Dielen knarrten ein wenig unter seinem Tritt, obwohl er acht gab, möglichst kein Geräusch zu machen, wie ein Dieb, der sich aus dem Hause schlich. Draußen herrschte eine milde Frühlingswitterung. Föhnluft strich ihm frisch ums Gesicht. Einige Vögel zwitscherten in den Platanen. Auf dem Bürgersteig spielten dunkelhäutige Jungen Fußball, ihr aufdringliches Geschrei war ihm unverständlich. Fast hätte einer davon ihn umgerannt. Johannes ging weiter, hielt zielstrebig auf die Pizzeria „Las Vegas" zu, in der er sich mit der Dame aus der Zeitung verabredet hatte.
Er betrat das Lokal. Ein diensteifriger Ober begrüßte ihn unterwürfig und wies ihm ein Tischchen in der hinteren Ecke zu, in die nur spärliches Licht fiel. Er setzte sich auf einen Stuhl, dessen runde Holzbeine und geschwungene Armlehnen an die Epoche des Jugendstils erinnerten. Sinnend betrachtete Johannes die einsame Rose, die vor ihm in der Vase steckte. Er konnte der Versuchung nicht widerstehen, an der Blume zu riechen. Sie strömte nicht den geringsten Duft aus. Da erst bemerkte er, dass es eine künstliche Blume war.
Plötzlich trat eine Dame an seinen Tisch. Sie war groß, überraschend groß, wohl etwas größer als er selbst. Er musste weit zu ihr aufschauen. Gleich war er gebannt von dem wachsbleichen Gesicht mit den dunkelblauen Augen, die stechend auf ihn nieder sahen. In glänzenden Locken ringelte sich schwarzes Haar um Stirn und Wangen. Mit königlicher Geste reichte sie ihm die Hand, wie zum Handkusse. Er ergriff sie, scheu, aber doch fast gierig, als gehöre diese Hand einer rettenden Fee.
„Guten Abend. Sehr erfreut, dass Sie kommen. Johannes Reimer."
„Auch ich freue mich. Einen guten Abend, auch Ihnen. Lara Ivanovna."
„Sehr angenehm! – Sie sind Russin?"
„Ja, da, da, strawstwuitje! Aus Kiew."
„Otschen priatna!"

„Ach, Sie sprechen russisch? Otschen priatna! Wui gawaritje pa-ruski karascho."
Und so ging es hin und her. Für Johannes war es eine freudige Gelegenheit, ein paar Brocken seiner Russischkenntnisse anzubringen, die er sich früher einmal während müßiger Ferienwochen angeeignet hatte. Er berauschte sich an der unzweifelhaften Schönheit dieser Dame, ihr ebenmäßiges Gesicht mit den fast metallisch wirkenden dunkelblauen Augen zog ihn in Bann. Diese Frau strahlte eine fühlbare menschliche Wärme aus, aber auch so etwas wie eine gewisse Kühle, eine vornehme Distanz, die ihn sowohl erregte als auch verunsicherte. Er betrachtete ihren makellosen Arm, dessen Hautfarbe an die edle Blässe berühmter Marmorfiguren erinnerte. Ruhig und gelassen ließ sie ihre rechte Hand auf dem Tisch liegen, nur dann und wann ging ein leichtes Zucken durch ihre Fingerglieder. Johannes musste nun daran denken, dass er sonst bei Frauen immer mit genießerischem Kennerblick den Körper in seiner Gesamtheit begutachtet hatte. Hier schien sich dieses total zu verbieten, es war einfach unstatthaft, hier mit zudringlichen Blicken weibliche Körpermaße auszuloten. In ihm schrie es, wie ein Selbstvorwurf: Quo vadis, Johannes?
Langsam kam das Gespräch in Gang. Lara sprach ein geradezu perfektes Deutsch, das nur in der Bildung gewisser Konsonanten die Russin verriet. Sie schien mit souveräner Eleganz die inhaltliche Palette jener Gesprächsthemen zu beherrschen, die unter gebildeten Menschen üblich waren. Mit sicheren Kenntnissen, die eine umfassende Belesenheit verrieten, sprach sie über russische und deutsche Literatur, kam dann auch auf Politik und Geschichte zu sprechen, und Johannes musste sich eingestehen, dass er Mühe hatte, den raschen Gedankengängen seiner Partnerin zu folgen und vernünftige und weiterführende Antworten zu geben. Er kam sich vor wie ein Schüler auf dem Prüfstand.
Wie im Fluge verging die Zeit. Plötzlich wurde Lara unruhig. Sie schaute öfter um sich, als ob sie befürchtete, von jemand entdeckt zu werden. Dann sagte sie, beinah tonlos:
„Wir müssen uns verabschieden", und Johannes empfand das russische R in dem Wort „wir" wie eine zärtliche Berührung.

„Darf ich Sie wieder sehen?“, fragte er und schaute sie bittend an.
„Sie werden mich wieder sehen, in dieser oder in der anderen Welt!“ Ihr Blick war nun auf rätselhafte Art verschleiert. Dann fügte sie hinzu: „Da swidanja.“ Und schon hatte sie sich zum Gehen erhoben. Aber im letzten Moment wandte sie sich noch einmal um und reichte Johannes ein kleines Päckchen.
„Da steht alles Weitere über mich drin.“ Und mit raschen Schritten, als würde sie von einem unsichtbaren Geist verfolgt, war sie aus dem Lokal verschwunden.
Johannes Reimer war noch ganz benommen von dieser seltsamen Begegnung. Er hatte eigentlich eine ganz andere Dame erwartet. Schon dieses Wort „Dame“ brachte er in seinem Denken mit Rotlicht und Halbwelt in Verbindung, und nun musste er sich beschämt eingestehen, dass er nur das Abenteuer gesucht hatte. In dieser Hinsicht war er nun allerdings enttäuscht worden, aber etwas ganz anderes hatte sich in ihm abgespielt: diese Frau hatte ihn in seiner Seele berührt. Nun fühlte er Sehnsucht, mehr über Lara zu erfahren und sie näher kennen zu lernen. Schon längst hatte er jene Vokabel aus seinem Sprachschatz gestrichen, die als einziges Wort seinen momentanen Zustand richtig hätte beschreiben können: verliebt war er, verliebt wie ein sechzehnjähriger Gymnasiast.
In den Händen hielt er Laras Päckchen. Was wohl drin sein mochte? Es fühlte sich an wie eine Kassette.
Zu Hause öffnete er es. Richtig, es war eine Kassette. Er legte sie in den Rekorder und setzte sich in den Sessel. Eine Frauenstimme begann zu sprechen.
„Ich heiße Lara Iwanowna. Als uneheliches Kind bin ich in Kiew zur Welt gekommen. Meine Eltern habe ich nie gesehen und bin in einem Heim aufgewachsen. Dort wurde ich streng erzogen. Doch war ich in der Schule gut und konnte durch meine wache Intelligenz die Lehrer für mich gewinnen. Eine reiche Familie hat mich adoptiert. Dort kam ich in Kontakt mit einem terroristischen Geheimdienst. Ich sollte als Spionin Nachrichten auskundschaften. Als ich mich in eines meiner Opfer heftig verliebte, wurde ich auf die schwarze Liste gesetzt. Nun schwebe ich stets in Lebensgefahr. Immer wieder suche ich ein neues Versteck, wo

ich einige Zeit leben könnte. Und wenn es nur ein paar Tage sind, dann ist mir schon geholfen."
An dieser Stelle war die Aufzeichnung unterbrochen, es ertönte Musik, russische Chormusik, dann wieder revolutionäre Gesänge, auch Marschmusik. Angewidert drehte Johannes den Ton leise. Plötzlich setzte die Stimme wieder ein:
„Wenn Du mich nett findest und mir helfen willst, dann bitte, nimm mich für ein paar Tage zu Dir und verstecke mich. Es soll Dein Schaden nicht sein. Ich bin reich und zahle gut. Komm morgen wieder in das verabredete Lokal. Ich flehe Dich an, hilf mir, sonst bin ich verloren."
An dieser Stelle geschah etwas gänzlich Unerwartetes. Als hätte eine Brandbombe in den Rekorder eingeschlagen, implodierte er und zerriss in tausend Stücke. Gerade konnte Johannes noch ein Kopfkissen vor sich hinhalten. Glühend heiße Metallsplitter bohrten sich ihm in Hände und Arme. Entsetzt schrie er auf. Doch hatte er kaum Zeit, in diesem Schrecken zu verharren, denn aus dem explodierten Kassettenrekorder schossen wahre Feuerpfeile in alle Richtungen und ließen das ganze Wohnzimmer, die Vorhänge, die Teppiche, Bücher, Lampenschirme und Möbel in helle Flammen aufgehen. Fassungslos stürzte Johannes Reimer zur Tür hinaus und konnte sich gerade noch ins Freie retten. Draußen regnete es. Jeder Tropfen des fallenden Regens kühlte ihn wie heilendes Weihwasser. Er sackte auf eine Parkbank nieder und blickte in den schwarzen Nachthimmel. Da flatterte von irgendwoher ein Zeitungsblatt über ihn hinweg, vom Wind getrieben und aufgebauscht wie eine weiße Fahne. Er wusste nicht warum, aber ihn überkam die Ahnung, dieses Zeitungsblatt müsse das herausgerissene Blatt seines Horoskops sein. Er stand auf und atmete tief durch. Er würde Lara aufsuchen. Und wenn es ihn das Leben kostete.

2. Kapitel

Es dröhnte in seinem Schädel, als sich Johannes Reimer andern Tags nach unruhigem Schlummer mühsam von der Parkbank erhob und sich seine Hände und Unterarme von allen Seiten besah. Zum Glück hatte die Explosion nur

oberflächliche Schürfwunden verursacht, die ihn allerdings nun doch empfindlich schmerzten. Noch mehr indessen schmerzten ihn die Erinnerungen an den gestrigen Abend, die nacheinander Stück für Stück in ihm aufkamen. Er war zunächst einfach verärgert, dass ihm eine fremde Frau derartig mitspielen konnte. Schließlich hatte er ihr doch nichts Böses getan. Dann bekümmerte ihn auch der Zustand seines Wohnzimmers, von dessen wirklicher Beschädigung er sich von außen nur eine unklare Vorstellung machen konnte. Sicherlich würde es ihn viel Geld kosten, diesen Raum wieder in die ursprüngliche Ordnung zu versetzen. Indessen begann ein anderes Gefühl in ihm langsam die Oberhand zu gewinnen. Es war ein aufkeimendes Interesse an der fremden Frau, dieser edlen Dame mit den metallisch dunkelblauen Augen und der kühlen russischen Stimme. Ja, er musste sich eingestehen, dass dieses Interesse wohl mehr war als bloße Neugier und den Namen Sympathie oder gar Verliebtheit durchaus verdiente. Auch machte er sich schlichtweg Sorgen um diese Frau, von deren ungewöhnlicher und gefährlicher Vergangenheit er einiges erfahren hatte. Dabei überkam ihn immer deutlicher ein Gefühl der Verantwortung für sie, denn ihm war klar, dass sich diese Frau in purer Lebensgefahr befinden würde, wenn er ihr nicht, wenigstens für einige Zeit, zu einem Unterschlupf verhelfen würde.
Er verließ die Parkbank und ging zu seiner Wohnung zurück. Sein Wohnzimmer bot wirklich keinen erfreulichen Anblick. Die Metallsplitter des explodierten Rekorders hatten sich in die ursprünglich weiße Raufasertapete gebohrt, die zusätzlich vom Feuer der Explosion an mehreren Stellen angeräuchert war. Tischdecke, Vorhänge, herumliegende Zeitschriften und Bücher waren fast gänzlich verbrannt und verkohlt. Alles war mit schwärzlicher Asche überzogen und es roch undefinierbar nach Brandresten und giftigen Chemikalien. Johannes öffnete alle Fenster weit, ging anschließend in den Hausflur zum Telefon und rief nacheinander alle Haushandwerker an, den Maler, den Gipser, den Schreiner, den Elektriker, und bestellte sie auf den frühstmöglichen Termin zur Begutachtung des Schadens. Hierauf ging er in sein Schlafzimmer, wechselte die Kleider und reinigte sich im Bad. Danach trug er auf seine

wunden Stellen eine kräftige und kühlende Hautcreme auf, brachte, wo es ihm nötig schien, auch ein Pflaster an. Glücklicherweise hatte sein Gesicht kaum gelitten. Wie er nun gereinigt vor dem Spiegel stand, kehrte ihm auch das Gefühl seiner bürgerlichen Sicherheit wieder zurück. Und er fühlte, dass er nun schon wieder ganz Herr seiner Entschlüsse war und alle Dinge selbst in die Hand nehmen konnte. Zu lange schon war er auf dieser Welt, zu viele wichtige Entschlüsse hatte er fassen müssen, als dass er sich nun von einem widerwärtigen fremden Geschick in die Knie zwingen ließe.

Als es Abend wurde, ging er wieder in das Lokal und setzte sich an denselben Tisch, auf dem vom Vorabend her noch die künstliche Rose in ihrer schlanken Vase stand. Er bestellte beim Ober, der ihn sofort wieder erkannte, ein Viertel Rotwein und nippte an diesem stärkenden Getränk, während er immerzu auf die Tür sah.

Plötzlich stand die Dame vor ihm.

„Strawsdwui, Lara! Iswinitie, gaspascha Iwanovna!", begrüßte er die Russin mit seinen angelernten Russisch-Brocken, war vom Stuhl aufgesprungen und deutete, als geschulter Kavalier, auf Laras blasser Rechte einen Handkuss an.

„Sie dürfen Lara zu mir sagen, strawsdwui Johannes!", erwiderte sie, und wieder rollte sie das russische R auf eine erotisierend wirkende rauchige Art. „Haben Sie meine Botschaft gehört?"

„Nicht nur gehört, sondern gefühlt", sagte Johannes und wies auf seine leichten Verletzungen.

Lara riss mit sichtlichem Erschrecken ihre Augen weit auf.

„Nicht möglich! --- Schon wieder. --- Immer wieder trachtet man mir nach dem Leben. Diese Verbrecher. --- Hoffentlich ist Ihnen selbst nichts Schlimmes passiert?"

„Nein, Lara", antwortete Johannes begütigend, „ich hatte zu allem noch Glück gehabt. Mein Wohnzimmer ist ramponiert, aber das lässt sich wieder reparieren. Wichtig ist", und nun warf er einen sorgenvollen Blick auf sein Gegenüber, „dass Ihnen nichts geschieht."

„Ja, ich bin auf fremde Hilfe angewiesen", sagte Lara und richtete ihre metallblauen Augen flehend auf ihn. „Werden Sie mir helfen? Können Sie mir helfen?"

Johannes war von der zwingenden Gewalt ihrer Stimme beeindruckt und ergriff ihre blasse Hand, die sie auf den Tisch gelegt hatte und die manchmal ein leichtes Fingerzucken durchrieselte.
„Ich werde Sie verstecken, so lange Sie wollen. Ich biete Ihnen mein bescheidenes Heim als Herberge. Kommen Sie mit mir, gleich heute Nacht."
Lara schlug die Augen nieder, so, als wolle sie in sich selbst schauen, ob sie dieses Angebot annehmen dürfe. Als sie den Blick wieder hob, schwammen ihre Augen in Tränen.
„Sie wissen nicht, von welcher Todesangst Sie mich befreien! Ihnen verdanke ich mein Leben, das jeden Tag bedroht ist und mir jeden Tag neu geschenkt wird. Ich weiß nicht, ob ich Ihnen angemessen vergüten kann, was…"
„Seien Sie still, nichts davon!", unterbrach sie Johannes, „was ich für Sie tue, tue ich im Namen der Menschlichkeit. Und…", hier stockte plötzlich seine Stimme, als könne er sich nicht entschließen, die folgenden Worte auszusprechen, „weil Sie mir nicht gleichgültig sind."
Es herrschte für einige Augenblicke eine lastende Stille zwischen ihnen. Wie ein betäubend starkes Aroma schien sein Bekenntnis in der Luft zu schweben. Plötzlich ergriff Lara seine Hand und drückte sie, so fest sie mit ihren zarten Fingerknöcheln es vermochte.
„Ich kann nur sagen: Cpasiba, danke."
Johannes winkte den Ober heran und bezahlte die Rechnung für den Wein. Er stand auf und wollte Lara in den Mantel helfen. Doch sie blieb sitzen.
„Ich kann nicht mit Ihnen hinausgehen", sagte sie, „ich würde Sie in Gefahr bringen. Warten Sie draußen auf mich."
Johannes, leicht befremdet über diese übertriebene Vorsicht, verließ das Lokal und ging ein paar Schritte die Straße hinunter, in Richtung zu seiner Wohnung. Dann wandte er sich um. Tatsächlich, eben huschte Lara aus dem Lokal, so schnell hastend, als müsse sie vor jemand fliehen.
Johannes eilte zu ihr zurück und zusammen machten sie sich auf den Weg zu seiner Wohnung.
Während sie gingen, sprachen sie kein Wort. Johannes empfand plötzlich Bedenken bürgerlicher Art, die wohl aus seiner beruflichen Vergangenheit herrührten, in der er als

stadtbekannte Persönlichkeit überall auf dem Präsentierteller stand und oftmals unter übler Nachrede litt, wenn Eltern wegen Misshelligkeiten in der Schule ihm etwas anhängen wollten. Diese Bedenken erwiesen sich nun offenbar doch als stärker, als er selbst geglaubt hatte. Würde er es vor den Nachbarn geheim halten können, eine fremde Dame in seiner Wohnung zu beherbergen? Wenn dieses bekannt würde, welch empfindlichen Schaden würde sein guter Ruf erleiden? Und was würde geschehen, wenn die unsichtbaren Verfolger Laras, die Agenten des Geheimdienstes, auf seine Spur kämen? Brachte er mit seinem spontanen Entschluss nicht sich selbst in Lebensgefahr? Und was würden schließlich seine beiden Söhne dazu sagen, der Arzt und der Rechtsanwalt? Johannes empfand entsetzliche Angst. Ihn packte plötzlich ein Schwindel angesichts der möglichen Folgen seines Handelns.

Inzwischen waren sie bei der Wohnung angelangt. Glücklicherweise war alles um sie herum dunkel, die Bogenlampen waren auf Sparflamme gestellt und spendeten nur spärliches Licht. Mit fahrigen Bewegungen zog Johannes den Wohnungsschlüssel hervor, öffnete die Haustür, schaute in den Hausflur, ob auch niemand der übrigen Hausbewohner zugegen sei, und bat dann Lara mit einer einladender Geste herein. In der Diele seiner Wohnung, sagte er, eindringlich und bestimmt:

„Ich muss Sie verstecken. Niemand darf erfahren, dass Sie bei mir wohnen. Sie müssen sich ganz leise verhalten und dürfen auf keinen Fall die Wohnung verlassen, sich auch nicht an den Fenstern blicken lassen."

Lara nickte.

Da sie nicht ins Wohnzimmer gehen konnte, das seit dem Vorfall von voriger Nacht noch sehr verwüstet aussah und wenig einladend wirkte, bot er Lara in der Küche einen Hocker zum Sitzen an. Er selbst holte Trinkgläser und eine Flasche Apfelsaft aus dem Kühlschrank und schenkte ein. Sie prosteten sich zu.

„Ich werde Ihnen unser Gästezimmer anbieten. Es ist zwar sehr altmodisch eingerichtet, mit einem hohen Himmelbett und einem dunkelbraunen Vertiko, alte Erbstücke meiner Eltern, welche die Kinder in ihren Zimmern nicht haben

wollten, aber ich hoffe, dass Sie sich trotzdem wohl fühlen werden."
„Daran habe ich keinen Zweifel", antwortete sie, „ich muss ja froh sein, wenn ich irgendwo unterkomme. Ich möchte Ihnen nicht zur Last fallen."
Er fasste nach ihrer Hand und zog sie ein bisschen zu sich her, um ihr zu zeigen, dass sie ihm niemals zur Last fallen würde und dass er sie sehr sympathisch finde. Vielleicht war diese Geste eine Spur zu aufdringlich, denn sie zog unwillkürlich, als würde ein innerer Zwang sie leiten, ihre Hand zurück und antwortete, fast mit unterkühlter Stimme:
„Bitte, halten Sie sich von mir fern. Ich bin gefährlich."
Dabei schien es aus ihren blauen Augen scharf hervor zu blitzen.
„Man darf sich nicht in mich verlieben", fügte sie hinzu.
Ein wenig schien er pikiert und verfiel in ein minutenlanges Schweigen. Auch sie sagte nichts mehr. Langsam wurde dieses lange Schweigen ihnen beiden peinlich und sie sagte plötzlich:
„Ich habe ja gar nichts bei mir. Würden Sie mein Gepäck holen? Es ist in einem Schließfach im Bahnhof. Hier ist der Schlüssel."
Er nahm den Schlüssel, verließ die Wohnung, ging in die kühle Nacht hinaus und schlug den Weg zum Bahnhof ein. Dort fand er mühelos das Schließfach und konnte es ohne weiteres öffnen. Es befand sich ein kleiner Koffer darin, den er herausnahm und sich damit unverzüglich auf den Heimweg begab.
Als er seine Wohnung wieder betrat, war Lara verschwunden. Verzweifelt suchte er alle Zimmer ab, ging auch auf den Speicher, dann in den Keller. Nach ihr rufen durfte er nicht, aus Angst vor den Nachbarn, vor denen er die Anwesenheit dieser Dame streng geheim halten musste. Er überlegte, wie Lara überhaupt hinausgekommen sein konnte. Denn er hatte ja die Wohnungstür von außen abgeschlossen, wie er es immer machte, um sich vor Einbrechern zu schützen. Als er noch einmal durch alle Zimmer ging, schlug ihm plötzlich ein kühler Luftzug entgegen. Da sah er, dass die Terrassentür seines Wohnzimmers nur leicht angelehnt war. Er ging in den Garten hinaus, doch auch hier war Lara nicht zu finden. Mit der Taschenlampe durchsuch-

te er den Rasen nach frischen Spuren, doch war nichts Deutliches zu erkennen.
So ging er wieder in die Wohnung zurück und überließ sich seinen Gedanken. Warum war Lara wieder gegangen? Hatte er ihr gegenüber etwas falsch gemacht? War er zu zudringlich gewesen? Oder hatte sie plötzlich Angst bekommen? Oder war sie gar von jemandem entführt worden? Diese letzte Vermutung schien ihm abwegig. Denn niemand konnte gewusst haben, dass Laura bei ihm untergekommen war. Und so ging er sich schließlich zu Bett, lag noch lange grübelnd wach, bis ihn nach langer Zeit schließlich doch der Schlaf übermannte.

3. Kapitel

In der Nacht hatte Johannes seltsame Träume. Er wurde an ein Wagenrad geheftet, das mit seinen großen Speichen über holprige und steinige Wege ratterte. Von allen Seiten empfand er glühende Schmerzen, grobe Schottersteine bohrten sich mit ihren Spitzen und Kanten in seine nackte Haut. Zum ersten Mal verstand er die Redensart, jemand werde „gerädert“. Schließlich fiel er mitsamt dem Rad in einen großen Wassergraben, in dem sich, vielleicht wegen des seifig schmeckenden Wassers, die Fessel löste, mit der er ans Rad gebunden war, so dass er kraftlos, wie ein nasser Sack, vornüber in die schmutzige Grabenbrühe fiel. Allerdings hatte er nur den Kopf angeschlagen, denn er war aus dem Bett gefallen. Als er langsam zu Bewusstsein kam, betastete er seine Stirn, an der sich eine Beule zu bilden begann. Rasch ging er ins Bad und legte einen kühlen Waschlappen auf die Stelle, so dass die vorgequollene Beule sich leicht zurückbildete. Dieser Waschlappen gab ihm auch den klaren Kopf zurück und er begann nachzudenken.
Seit den vergangenen zwei Tagen hatte sich etwas in seinem Leben verändert. Ihm wurde bewusst, dass er so nicht mehr leben konnte wie früher. Seit er Lara getroffen und kennengelernt hatte, schien sie über ihn zu herrschen wie eine mächtige Zauberin. Dabei konnte er eigentlich nicht sagen, dass er in sie verliebt sei. Es war vielmehr etwas ganz anderes. Er empfand ein Bedürfnis, diese Dame zu schützen, weil sie ihm in ihrem Wesen so edel, kostbar und schutzbedürftig erschien. Eine bestimmte Seite seines Charakters, des alten Kavaliers, auch des sorgenden Familienvaters, war hier offensichtlich direkt angesprochen und angestachelt.
Wie an jedem Morgen machte er sich sein Frühstück und las die örtliche Lokalzeitung. Aber er konnte sich beim Lesen nicht konzentrieren, weil er immerzu an Lara dachte. Schließlich fiel sein Blick auf das kleine Köfferchen, das er am Abend zuvor aus dem Schließfach geholt und hierher gebracht hatte. Es war keine pure Neugierde, die ihn verleitete, sich am fremden Köfferchen zu schaffen zu machen. Er musste Lara auf die Spur kommen. Vielleicht schwebte

sie in Lebensgefahr. Dafür musste er das Köfferchen öffnen.
Doch hier gab es schon ein erstes Hindernis. Am Sicherheitsschloss musste eine Zahlenkombination eingegeben werden. Sechs nach dem Zufallsprinzip hintereinander gestellte Ziffern ergeben kaum die richtige Kombination. Da müsste ein Wunder geschehen. Dennoch tippte er mehrere Male auf die Zahlenfelder, aber das Köfferchen blieb verschlossen. Seufzend wollte er das Gepäckstück wieder hinter den Schrank stellen, als er beim Hin- und Herwenden des Koffers auf seiner Unterseite in weißer Kreideschrift einen Vermerk fand, den er bisher noch nicht beachtet hatte. „In der Aue 26“. Das war nun eine Straße, die es in seinem Städtchen tatsächlich gab und die er sehr wohl kannte. Vor freudiger Überraschung sprang Johannes Reimer vom Stuhl auf, fuhr mit den Armen in seine Jacke hinein und eilte aus seiner Wohnung. Ihm war, als würde er förmlich fortgetrieben, gehetzt von einer abenteuerlichen und spannenden Vorerwartung. Er spürte sein Herz schneller schlagen und das Blut schneller fließen. Ja, ihm war sogar, als sei er um Jahre verjüngt.
So trieb es ihn durch die Straßen der Altstadt, vorbei an den dunklen Giebelhäusern, den würdigen Zeugen von mittelalterlichem Bürgerstolz, die mit ihren Erkern und vorgebauten Obergeschossen den schmalen Streifen blauen Himmels verengten. Am historischen Stadtbrunnen eilte er vorbei, auf dem ein steinernes Uhrenmännchen an das frühere Hauptgewerbe erinnerte, das die Stadt einst reich und berühmt gemacht und Tausenden von Menschen Arbeit und Brot gegeben hatte. Dann lief er die gepflasterte Herrengasse am alten spätgotischen Münster hinunter und erreichte schließlich die alte Stadtmauer, aus der er über einige steile Treppchen ins Tal des Flusses gelangte. Längs dieses Flusses, der sich in mehreren Windungen um die Altstadt schlang, war ein malerischer Wanderweg angelegt worden, dem man den sehr passenden Namen „In der Aue“ gegeben hatte. Unten im Tal befand sich ein ehemaliges Industriegebiet, alte verlassene Fabriken, in denen vor dem ersten Weltkrieg Pulver hergestellt worden war. Ein großes Denkmal erinnerte an den Firmengründer. Johannes Reimer folgte dem Weg zwischen den alten Industrieanlagen hin-

durch, er beachtete die hohen Fabrikbauten kaum, die sich wie majestätische Ruinen großartig erhoben. Halb verfallen glichen sie alten Kathedralen, in denen kein Weihrauch mehr duftete und keine Gesänge mehr angestimmt wurden. Am Wegrand wuchs allerlei Unkraut, der sonnige Löwenzahn, der weißdoldige Wiesenkerbel, die breitblättrige Pestwurz, aber auch seltenere Pflanzen, wie der tiefblaue Salbei und die rosenfarbene Esparsette. Auch für diese botanischen Schönheiten hatte Johannes heute keinen Blick. Ihn trieb es immer nur weiter, bis er schließlich an einem Gebäude die Hausnummer 26 entdeckte.
Hier muss es sein, dachte er sich. Auf einem kleinen blauen Emailschild stand in etwas abgeschossenem Weiß die Zahl 26. Johannes besah sich das Gebäude. Es war ein Bau mittlerer Größe, auf dem in alten verwitterten Buchstaben das Wort „Badhaus“ zu lesen war. Offenbar handelte es sich um eine der sozialen Einrichtungen, die jener illustre Firmengründer für seine Arbeiter geschaffen hatte. Johannes öffnete die alte Tür, deren eisenbeschlagenes Holz in den Angeln quietschte. Als er in den langen Flur eintrat, schlug ihm ein muffiger Geruch entgegen, der sich wie Schwaden dichten Gasnebels über seine Sinne legte. Eine Ohnmacht schien ihn zu befallen. Mit Mühe hielt er sich aufrecht und durchquerte, so rasch ihn die Beine trugen, den Flur bis zu den hinteren Türen, die in andere Räume führten, deren Bedeutung ihm rätselhaft war. Nacheinander öffnete er mehrere dieser Türen, schaute kurz in alte verwahrloste Zimmer und glaubte schon, unverrichteter Dinge das Haus wieder verlassen zu müssen, als er plötzlich aus einem Seitenraum, an dem er zuvor achtlos vorübergegangen war, ein leises Stöhnen vernahm.
Er ging hinein und sah in der dunklen Kammer auf Strohmatten ein Bündel von Mensch liegen, gehüllt in ein altes Sträflingskleid, das eher Lumpen als menschlicher Bekleidung glich. In schwarzweißen Streifen lag da ein Körper, hier im Halbdunkel des Raums, der vielleicht früher einmal eine Abstellkammer des ehemaligen Badhauses gewesen sein musste. Der Raum war ohne Fenster und total dunkel. Beim einfallenden Licht, das durch die geöffnete Tür von außen hereindrang, erkannte Johannes mit Entsetzen die Russin Lara. Ihr ebenmäßiges Gesicht mit der herrlichen

Stirn, den blauen Augen, den nach kirgisischer Art etwas eingefallenen Wangen wurde von dem langen schwarzen Haar, das wie ein dichter Wollknäuel ungeordnet um ihren Kopf gewunden war, total verdeckt.
„Um Gottes Willen, Lara, wie sehen Sie aus? Wie kommen Sie hierher?"
Sie richtete sich auf und beschattete ihre geblendeten Augen mit der rechten Hand.
„Fragen Sie nicht, paschalsta, fragen Sie bitte nicht."
„Wer hat Sie hierhergebracht? Warum haben Sie meine Wohnung verlassen?"
„Man hat mich hierher gezerrt. Plötzlich standen sie da. Vier Männer, in Strumpfmasken und dunklen Anzügen, bedrängten mich von allen Seiten, drückten mir heftig die Arme gegen den Rücken und hielten ein mit Äther getränktes Tuch auf meine Nase. Als ich dann bewusstlos wurde, haben sie mich vermutlich weggebracht." Lara seufzte und atmete schwer. „Wie ich dann wieder zu mir kam, lag ich in diesem Raum und war in dieses alte stinkende Zeug gekleidet."
„Aber wie konnten die Männer wissen, dass Sie bei mir sind?"
„Das Telefon hatte einmal geklingelt und ich beging die Unvorsichtigkeit, den Hörer abzunehmen. Gesagt habe ich zwar nichts, aber ich hörte eine Stimme, die mich russisch ansprach. Und da muss mir ein Seufzer entfahren sein."
Lara hatte sich aufgesetzt, ihr wirres Haar glatt gestrichen und sah nun plötzlich wieder ganz passabel aus, ja, man darf sagen, sie hatte sogar etwas von ihrem Charme und ihrer ursprünglichen Eleganz zurückgewonnen, trotz der erbärmlichen Kleidung, in der sie immer noch steckte. Johannes betrachtete sie voller Bewunderung und Rührung.
„Sie müssen hier heraus. Wissen Sie denn nicht, wo man Ihre Sachen hingelegt hat?"
„Nein, ich weiß es nicht. Man hat es mir genommen. – Ach, Johannes, Sie sollten es doch schon längst gespürt haben, schon bei unserer ersten Begegnung. Es ist gefährlich, sich in mich zu verlieben."
„Warum denn? Man kann Ihnen doch nicht den Reiz wegnehmen, den Sie auf andere ausüben, weil Sie so sind, wie

Sie sind!“ Johannes hatte sich in wahren Herzenseifer gesprochen.
„Doch, man kann, man glaubt, es zu können. Gefängnislumpen, die nach altem Urin stinken, können eine Frau schon entwürdigen. Bitte, bringen Sie mir ordentliche Sachen zum Anziehen.“
„Nein, Lara, zuerst müssen Sie hier heraus. Ich hole meinen Wagen und fahre von der anderen Seite zu diesem Gebäude. Über den Wanderweg kann man ja nur zu Fuß herkommen. Aber dort drüben, über die Brücke, führt eine kleine Straße. Warten Sie eine halbe Stunde, ich bin bald zurück.“
Lara nickte. Sie schien erleichtert und ein verstohlenes Lächeln huschte über ihr Gesicht.
Johannes konnte nicht anders. Er musste sich ihr nähern. Er trat auf sie zu, hob ihr Gesicht zu sich empor und wollte sie küssen. Doch sie schob ihn mit einer Hand sanft, aber entschieden zurück.
„Man darf sich nicht in mich verlieben. Jeder, der sich in mich verliebt, gilt als Mitwisser von gefährlichen Geheimnissen und ist dem sicheren Tode geweiht. – Ich bin gefährlich, gerade weil ich so bin, wie ich bin, für alle Männer.“ Und dann sprach sie weiter, ganz leise, fast in hauchendem Ton: „vor allem für Männer wie Sie.“ Und hätte Johannes sie deutlicher im Halbdunkel sehen können, hätte er jene Tränen bemerken müssen, die sich in Laras Augen gebildet hatten.
„Aber, wie konnten Sie mich finden?“ fragte sie nach einiger Zeit stillen Nachdenkens. „Sie hatten doch keine Ahnung, wo ich bin.“
„Doch, Lara, auf Ihrem Koffer war die Adresse mit Kreide draufgeschrieben.“
Lara schnellte in die Höhe, so rasch und plötzlich, dass Johannes erschrocken zurückwich. Dann drängte sie Johannes in den Flur und sagte, hastig atmend: „Um Gottes willen, das haben die Männer gemacht. Man wollte Sie hierherlocken. Sie sind in Lebensgefahr.“
Johannes schwindelte. Mit einem Schlag übersah er die Sachlage und hatte begriffen, dass er so schnell wie möglich aus diesem Gebäude entweichen müsse.
„Kommen Sie, Lara! Nur rasch hinaus.“

„Nicht durch den Haupteingang. Wir müssen unbemerkt entkommen. Vielleicht gibt es hinten eine kleine Tür, oder wir müssen aus dem Fenster springen. Wir sind ja im Erdgeschoss."
Sie eilten durch den Flur zurück und öffneten vorsichtig mehrere Türen, bis sie tatsächlich in einen Raum kamen, der mit zwei großen Fenstern an die Flussseite angrenzte.
„Da springen wir hinaus", sagte Johannes, „können Sie schwimmen?"
„Ach, das Wasser wird mir gut tun, in diesen alten Klamotten. Sie werden dann weniger stinken."
Johannes machte das Fenster auf, sah hinunter und entdeckte einen kleinen Mauervorsprung, an dem er sich mit den Beinen würde abstützen können. Er schwang sich über das Fenstersims, erreichte mit dem rechten Bein den Mauervorsprung. Danach ließ er sich vollends auf die Erde fallen, die nur etwa einen Meter tief unter ihm war. Anschließend streckte er sich nach oben und half der verängstigten Lara aus dem Fenster. Vorsichtig zog er sie herunter, wobei er fast das Übergewicht bekommen hätte und rücklings nach hinten gefallen wäre.
„Das wäre geschafft. Und jetzt müssen wir über den Fluss."
Glücklicherweise war in der Nähe ein kleines Wehr und sie mussten nicht hinüberschwimmen, sondern konnten über die Wehrmauer den Fluss überqueren. Am andern Ufer setzte Johannes die frierende Lara in ein dichtes Gebüsch und ging schleunig hinweg, um sein Auto zu holen.

4. Kapitel

Er fand sein Auto in der Tiefgarage unter seiner Wohnung. Hastig öffnete er die Wagentür, zündete den Motor und fuhr rückwärts heraus, wobei er fast eine Parkbank gerammt hätte, die gegenüber der Einfahrt stand. So schnell er konnte, raste er durch die nächtlichen Straßen der Altstadt und war kurz danach beim Haus „In der Aue 26" angelangt. Zuerst konnte er Lara nicht erblicken und fürchtete schon, sie sei ihm wieder abhanden gekommen, als sie plötzlich hinter einem Busch hervorsprang und ihm mit beiden Armen winkte. Er lud sie ins Auto, ihre weit aufgerissenen Augen loderten vor Angst und Entsetzen.

„Lieber Johannes, entfernen Sie sich, so schnell es geht, von mir. Ich fühle, dass man Ihnen ans Leben will."
„Nun werde ich Sie erst recht beschützen. Nach allem, was geschehen ist, bin ich für Sie verantwortlich. Ich könnte nicht mehr in den Spiegel schauen, wenn ich jetzt feige vor meiner Pflicht kneifen würde."
Er startete den Wagen. Da fiel ihm ein, dass er sich noch gar keine Gedanken darüber gemacht hatte, wohin er Lara nun eigentlich bringen sollte. Bei ihm zu Hause war es nach den Ereignissen der vergangenen Nacht nicht mehr möglich und ein anderes Versteck war ihm noch nicht eingefallen.
„Wo sollen wir hin, Lara?"
„Nje snaju, ich weiß nicht. An einen Ort, wo man keine russische Dame vermutet."
Er fuhr die Straße zurück, bog aber bald in einen Feldweg ein, der zu einem nahe gelegenen Wäldchen führte. Vielleicht dachte er, dass irgendeine verlassene Waldhütte Unterschlupf gewähren könnte. Die Nacht war dunkel, der wolkenverhangene Himmel ließ auch nicht das geringste Mondlicht durchdringen. Die langen Lichtfinger seiner Scheinwerfer griffen nach den Tannen und dem Brombeergebüsch. Nur aus nächster Nähe waren die mächtigen Baumstämme als grauschwarze Säulen erkennbar. Die niederen Äste, welche zum Teil alle Nadeln verloren hatten, hingen wie Palmwedel herunter. Es war unheimlich und Johannes verspürte eine aufkommende Angst, die er durch unbekümmertes Pfeifen zu überspielen suchte. Plötzlich leuchteten direkt vor ihm zwei funkelnde Lichter auf und verschwanden sofort wieder. Vielleicht ein Fuchs, oder eine Katze, oder ein Marder, dachte er. Er verlangsamte sein Fahrtempo, weil er fürchtete, ein Wild zu überfahren. Auch wurde der Weg schlechter, aus einer breit angelegten Holzabfuhrstraße verwandelte er sich immer mehr in einen steinigen Wald-weg. Ruckartig ratterte sein Wagen über hoch stehende Wurzeln und grobe Steine und Johannes merkte wohl, wie Lara ihn furchtsam von der Seite ansah. Auf einmal gab es einen Knall und sein Fahrzeug war nach vorne rechts abgesackt, als sei er in einen tiefen Graben gefahren.
„Verflucht! Auch das noch! Bleiben Sie still, ich schau nach."

Johannes stieg aus und besah sich die Bescherung. Tatsächlich war er mit dem rechten Vorderrad in ein Loch gefahren, bis zur Achse steckte das Rad drin. Nun war guter Rat teuer. Er musste seinen Wagen wieder flott machen.
„Können Sie schieben? „
Lara war schon herausgekommen und hatte bemerkt, was vorgefallen war.
„Wenn wir festes Holz hätten, zum Unterlegen. Bei mir zu Hause, in Russland, kamen die großrädrigen Wagen oft vom Wege ab und wir führten immer feste und dicke Holzscheite mit uns, damit wir sie unter das eingesunkene Rad legen konnten."
Johannes hatte begriffen. Er begann die Umgebung nach Holz abzusuchen. Bei dem spärlichen Licht der Scheinwerfer schien das unsicher und beinah gefährlich. Zum Glück entdeckte er unter einem gefällten Baum dicke Äste, wohl mehrere Zentimeter stark, die er, mit einiger Mühe, unter dem Stamm hervorziehen konnte. Er legte sie vorne und hinten unter den Wagenreifen, dann sagte er Lara, sie solle von vorne gegen das Auto drücken und er würde versuchen rückwärts zu fahren. Das ging leichter und schneller, als er zu hoffen gewagt hatte. Mit einem Ruck stand sein Wagen wieder eben auf dem Weg und Lara konnte wieder einsteigen.
„Das war noch einmal gut gegangen. Gott sei Dank", seufzte er erleichtert auf.
„Lassen Sie den lieben Gott aus dem Spiel", sagte sie, beinah in scharfem Ton. „Wer soll uns aus der Misere führen, wenn nicht wir selbst aus eigener Kraft?"
Da Johannes hier nirgends wenden konnte, musste er den ganzen Weg rückwärts fahren, bis er wieder aus dem Wald herauskäme. Schweißperlen der Angst und Aufregung traten auf seine Stirn, denn er fuhr nicht gern rückwärts, schon gar nicht auf diesem gefährlichen Waldweg.
„Warten Sie, ich geh vor Ihnen her. Halten Sie beim Fahren immer auf mich zu. Mich können Sie besser sehen als den Weg."
Lara stieg wieder aus und ging dann mit ganz langsamen Schritten im rot aufleuchtenden Rücklicht vor ihm den Weg zurück, und ganz vorsichtig fuhr Johannes im Rückwärtsgang auf Lara zu, die ihn mit ihrem hellen Schal und ihrem

bleichen Gesicht wie ein Leuchtturm aus dem Wald lotste. Endlich, nach einigen Minuten, stand Johannes mit seinem Wagen wieder am Waldrand, wo der Weg weiter und bequemer wurde und er umdrehen konnte. Lara war wieder eingestiegen, und er musste erst einmal kräftig durchatmen. Zu sehr hatte ihn das Rückwärtsfahren erschöpft und mitgenommen.
„Was machen wir jetzt? Ich sehe nirgends eine Waldhütte oder sonst eine Bleibe für Sie?“
„Ich weiß nicht, ich weiß es wirklich nicht“, sagte Lara und fing zu weinen an.
Plötzlich entdeckte Johannes, der seinen Blick am Waldrand schweifen ließ, in naher Ferne einen Jägerstand, der sich über einer Trittleiter aus einfachsten Brettern meterhoch erhob. Ganz oben thronte ein kleines Häuschen mit einem Ausguck nach mehreren Seiten.
„Lara, ich bringe Sie auf den Hochstand. Dort sind Sie einige Stunden sicher, bis zum Morgengrauen, bei dem vielleicht Jäger kommen können.“
Lara schüttelte es bei dem Gedanken, wie kalt und zugig es da oben sein würde, aber Johannes reichte ihr seine dicke Wolljacke und seinen Autoteppich. Außerdem versprach er, so schnell es ginge, mit einigen Lebensmitteln zu ihr zurückzukehren.
Gemeinsam gingen sie zu dem Hochstand und Lara setzte ihren Fuß auf die ersten Sprossen, nicht ohne angstvoll zu zögern, denn alles schien zu schwanken und nachzugeben.
„Nur Mut, Lara, ich geh hinter Ihnen her.“
Wie er gerade einige Stufen nach oben gegangen war, brach eine Sprosse unter Laras Tritt plötzlich auseinander und sie fiel ihm in die Arme. Vor Schreck konnte sie sich nicht rühren und auch er war von der plötzlichen Körpernähe ganz benommen. Ihr Gesicht lag dicht unter dem seinen und ihre Arme klammerten sich schutzsuchend an seine Schultern. Er spürte deutlich, wie ihr zarter Busen unter ihrem heftigen Atem sich hob und senkte. Mit beiden Armen musste er sich an den Holmen festhalten, um nicht nach hinten abzustürzen. Er spürte Laras Atem und näherte, wie von einem inneren Zwang getrieben, seine Lippen ihrem Mund.

„Bitte nicht, bitte, paschalsta, paschalsta, bitte nicht! Man darf mich nicht lieben.“ entrang es sich stoßweise aus Lara, „wer mich liebt, ist dem sichern Tode verfallen.“
Johannes ließ von ihr ab und hob sie, ganz vorsichtig auf die übernächste Sprosse, die etwas fester und sicherer zu sein schien. Sie kamen dann auch beide wohlbehalten auf dem Hochsitz an und Lara machte es sich auf der Sitzbank des Ausgucks, so gut es ging, bequem.
„Bald bin ich zurück“, sagte er und stieg mit gewandten Schritten die Leiter hinunter.
Als er in seiner Wohnung ankam, die Tür aufschloss und nach dem Lichtschalter tastete, trat er plötzlich auf etwas ungewohnt Weiches. Er machte Licht und es bot sich ihm ein grauenvoller Anblick. Da lagen zwei Tiere, ineinander verkeilt und mit blauschwärzlichem Blut verschmiert. Es waren eine Ratte und eine Katze, die sich krampfartig ineinander verbissen hatten. Das musste wohl ein erbitterter Kampf gewesen sein, aus dem weder die Ratte noch die Katze als Sieger hervorging. Die Ratte hatte ihre scharfen Zähne in den Hals der Katze geschlagen, die ihrerseits wohl versucht hatte, in den Rücken der Ratte zu beißen, um sie, wie ein Junges, davonzutragen. Der lange, graue unbehaarte Rattenschwanz hatte sich wie im Todeskampf um ein Bein der Katze gewunden. Herausgerissene Haarbüschel lagen verklebt in schwarzen Blutpfützen, es roch scharf nach Exkrementen. Johannes musste an sich halten, um sich nicht zu übergeben. Ihm war übel auf eine Art, wie er es noch nie erlebt hatte. Plötzlich fiel sein Blick auf ein Stück Papier, das neben den beiden Tierkadavern lag.
„Sie können sich heraussuchen, wie Sie enden wollen, ob als Ratte oder als Katze.“

5. Kapitel

Als sich Johannes vom ersten Schrecken erholt hatte, ging er zuerst einmal ins Bad und reinigte sich gründlich. Er folgte damit einer alten Gewohnheit. Immer wenn er durch äußere Ereignisse stark mitgenommen war, versuchte er durch Hygiene den Staub der feindlichen Wirklichkeit von sich abzuwaschen. Zugleich verspürte er das Gefühl einer inneren Beruhigung und er konnte die Dinge aus Abstand

nüchtern betrachten. So auch dieses Mal. Erfrischt und innerlich gestärkt verließ Johannes das Bad, nahm eine große Plastiktüte und ein Schäufelchen und entsorgte, indem er den Atem anhielt, den ekelhaften Unrat. Mit einem Reinigungsmittel säuberte er danach die verschmutzte Stelle der Hausflurfliesen notdürftig und nun war ihm schon wieder viel wohler. Es ist nun einmal so, dachte er bei sich, dass meine Wohnung nicht mehr sicher ist. Die Leute, wer sie auch immer seien, können bei mir eindringen und mich durch ihre unsichtbare Gegenwart belästigen und bedrohen. Ich muss mir ein Sicherheitssystem ausdenken, das mich vor Überfällen schützt, wenn ich schlafe. Indem er sich dieses in aller Ruhe zurechtlegte, fühlte er sich auch schon wieder besser und zunehmend Herr seiner Kräfte. Er überlegte Vorgehensweisen. Sollte er zur Polizei gehen und die Vorfälle melden? Dann würde aber Lara mit Sicherheit aufgegriffen und ausgewiesen werden. Und in Russland, das war ihm klar, würde sie dem Geheimdienst und ihrem sicheren Tod ins Messer laufen. Nein, er war innerlich schon zu sehr engagiert, um sich so ohne weiteres von Lara trennen zu können. Das war weit mehr als nur Beschützerinstinkt des Kavaliers, er fühlte vielmehr eine starke innere Zuneigung zu dieser Dame, die er, vor kaum einer Stunde, beinah geküsst hätte. Noch pulste in seinem Herzen jene Erregung, die er nicht mit dem einzigen Wort zu benennen wagte, aus der allein sie hatte entstehen können. Er war zu alt, um an die Liebe zu glauben, und zu jung, um sie ganz aus seinem Denken zu verbannen.
Aus dem Kühlschrank nahm er Esswaren, einen Würfel Butter, ein Gläschen Himbeermarmelade, einen abgepackten Fisch, einen halben Ring Schwarzwurst und ein Stück geräucherter Schinkenwurst. Aus der Brotkapsel holte er das Vollkornbrot heraus, das er erst gestern gekauft hatte. Dann holte er aus dem Keller zwei Flaschen Mineralwasser. Ohne eigentlich zu wissen, warum, packte er auch ein kleines Fläschchen Sekt ein, das ihm Schüler geschenkt hatten, als er kurz vor der Pensionierung krank wurde. So mit allem Nötigsten versehen, machte er sich wieder auf zum Hochstand am Waldrand. Schon von weitem erkannte er, trotz der nächtlichen Dunkelheit, Lara an ihrem hellen Schal, wie sie ihm zuwinkte.

„Schau, da habe ich dir zu essen gebracht, und zu trinken“, sagte er. „Fangen wir mit dem Trinken an.“ Er entkorkte den Sekt, füllte die Plastikgläser und prostete ihr zu.
„Na sdarowje, liebe Lara, auf Deine Zukunft, auf Dein Leben, Deine Rettung.“
„Na sdarowje, lieber Johannes. Ach, könnte ich, wie ich wollte, ich habe Dich so lieb. Ja tjeba liublju“, antwortete Lara beinah flüsternd.
Als sie gegessen hatte, verließen sie den Hochstand und Johannes teilte ihr mit, wohin er sie zu bringen gedenke. Er hatte sich nämlich plötzlich wieder an Fabrizio erinnert, den alten Italiener, der früher einen Campingplatz unterhalten hatte, nun aber als Ruheständler von seiner kleinen Rente und den Zinsen seines Vermögens lebte, das er sich, in den Zeiten, als sein Campingplatz florierte, angespart hatte. Nun wohnte er allein, denn seine Frau war längst verstorben und Kinder hatte er keine, in dem bescheidenen Häuschen am Rande seines ausgedienten Campingplatzes und ging täglich zum Angeln. Obwohl sie keinen regelmäßigen Kontakt miteinander hatten, war Fabrizio schon seit Jahrzehnten Johannes’ Freund, und zwar schon von dessen früher Jugend an, als in der Nachkriegszeit bitterer Hunger herrschte und er ihm auf dem illegalen Schwarzmarkt Nahrungsmittel verschaffte. Johannes durfte ihm damals alles bringen, was er an Wertgegenständen besaß, und Fabrizio verwandelte diese durch geschickte Transaktionen zu Brot, Wurst und Fleisch. Seit jener Zeit verband die beiden Männer eine dauerhafte Männerfreundschaft. Beide wussten sie, dass sie sich aufeinander verlassen konnten, und hatten daher restloses Vertrauen zueinander.
„Ich bringe Dich zu Fabrizio. Er hat auf dem verlassenen Campingplatz einen alten Wohnwagen. Darin kannst Du Dich verstecken.“
„Oh, mir ist alles recht, wenn ich mich nur mal einige Tage ausruhen kann. Ich sehne mich so sehr nach Entspannung und nach einem friedlichen Leben.“ Fast hauchend hatte Lara diese Worte gesprochen, und wieder wirkte ihr rauchiger tiefer Tonfall auf Johannes stark erotisierend.
Als sie beim Campingplatz ankamen, sahen sie schon von weitem Fabrizio, der sich gerade in seinem verwilderten Bauerngarten beschäftigte. Er steckte in dunkelbraunen

Cordhosen, die an seinem fülligen Leib spannten, ein kariertes Flanellhemd mit aufgekrempelten Ärmeln bauschte sich um seine Schultern. Sein Kopf, den er Johannes zuwandte, als er ihn mit einer exotisch fremden Dame kommen sah, war von dichten schwarzen Locken umgeben, seine nussbraunfarbene Haut glänzte in der Sonne, als wäre sie frisch geölt worden. Unter dicken Augenbrauen leuchteten seine schwarzen Augen heiter und verschmitzt

„Buon giorno, Signore Johannes! Come stai? Schon lange nicht mehr gesehen. Brauchst Du wieder Wurst und Brot, wie in alten Tagen?“ Er war immer noch der gleiche Spaßvogel und Johannes' Miene löste sich in heiterer Entspannung.

„Nein, heute komme ich mit einer anderen Bitte“, sagte er und deutete auf Lara.

„Oh, la bella donna, davvero un angelo di cielo.“

“Du alter Charmeur, kommst Du schon wieder ins Schwärmen? Jeder Weiberrock treibt Euch Italienern den Blutdruck in die Höhe.“

Schon hatten sie sich in einer freundschaftlichen Umarmung begrüßt. Mit einem artigen Knicks, der in seiner Geziertheit fast lächerlich wirkte, hieß Fabrizio Lara willkommen, die nicht umhin konnte, dieser übertriebenen Galanterie mit einer gewissen Herablassung zu begegnen.

Nun erklärte Johannes seinem Freund die Notlage, in der sich Lara befand. Während der langen Erzählung sprangen Fabrizios schwarze Augen auf, er zeigte ehrliches Erschrecken und unterbrach Johannes immer wieder mit Ausrufen des Erstaunens und überschwänglichen Mitleids.

„Natürlich kann sie bei mir wohnen, im alten Campingwagen. Naturalmente, er ist nicht besonders komfortabel, aber wir können es auch heute darin noch ein bisschen schön machen.“ Fabrizio hüpfte vor Übereifer und Begeisterung von einem Bein auf das andere. Diese Lara würde wieder Farbe in sein eintöniges Leben bringen. Beinah hatte Johannes Grund zur Eifersucht, denn er merkte wohl, wie in seinem Freund beim Anblick der schönen Russin erotische Verhaltensreflexe ausgelöst wurden. Mit erhobenem Zeigefinger drohte er ihm daher auf scherzhafte Art: „Nicht so stürmisch, und halte dich von Lara fern. Sie mag es gar nicht, wenn man zudringlich wird.“

Der ausgediente Campingwagen bot sich wirklich als die ideale Bleibe für Lara an. An einer verlassenen Ecke des Grundstücks abgestellt, ziemlich dicht am Bach, und von drei Seiten mit Buschwerk und Hecken dicht umgeben, war er fast so versteckt wie ein Dornröschen-Schloss. In seinem Innern ließ sich Lara zuerst einmal erschöpft auf die Couch fallen, nicht darauf achtend, dass deren Belag ranzig und speckig in allen Regenbogenfarben schillerte. Johannes deutete auf ihr Köfferchen, das er vor zwei Tagen aus dem Schließfach geholt und ihr nun mitgebracht hatte, und sie öffnete es mit der Zahlenkombination, die nur sie kannte. Der Deckel sprang auf und einige Wäschestücke quollen daraus hervor, die angenehm dufteten, als wären sie mit Parfüm benetzt worden.

„Jetzt will ich schlafen, lass mich allein, Johannes. Und Dank! Vielen Dank. Spasiba, prawda, spasiba.“

„Aber ich komme Dich besuchen, bald. Denn ich sehne mich nach Dir.“

Aber Lara war schon eingeschlafen, ihr waren die Augen zugefallen und sie konnte Johannes’ Worte nicht mehr gehört haben.

In seiner Wohnung sah es immer noch ein wenig verwüstet aus, bedingt durch die Ereignisse der letzten beiden Tage. Johannes war ebenfalls sehr müde und erschöpft und ließ sich auf das Sofa des Gästezimmers fallen, wo er augenblicklich in tiefe Bewusstlosigkeit versank. Erst gegen Mittag wachte er auf, von einem Bärenhunger getrieben.

Er beschloss, im Lokal „Las Vegas“ zu Mittag zu essen. Wie gewohnt bediente ihn dort der Ober.

„Haben Sie heute Ihre russische Begleiterin nicht dabei?“, fragte er mit undurchsichtigem Blick.

„Warum fragen Sie?“

„Nur so, man wird doch fragen dürfen.“

Johannes bestellte ein Wildgericht, Rehfleisch, das, wie man ihm versicherte, von einem einheimischen Jäger ganz frisch geschossen worden sei.

Wohlriechend kam nach kurzer Frist sein Gericht auf den Tisch: dunkler Rehbraten mit Kartoffeln, Gemüse und Salate. Besonders würzig schien die Sauce zu riechen. Ihr eigenwilliges Aroma erinnerte Johannes an Bittermandeln.

Als Freund von unbekannten Geschmacks-Erfahrungen freute er sich auf den ersten Bissen.
Zufällig fühlte er, wie an seinen Hosenbeinen die schwarzbraun gestreifte Tigerkatze herumstrich, die sich manchmal, zum Missfallen mancher Gäste, in dem Lokal zeigte. Sie schien den frischen Braten gerochen zu haben und schaute mit bittendem Blick zu Johannes empor. Er konnte nicht anders und warf der Katze ein Fleischstückchen zu. Denn er war Tierfreund und liebte vor allem das weiche Fell von Katzen und ihr Bedürfnis nach Zärtlichkeit.
Gierig fraß die Katze das Fleisch. Aber danach verdrehten sich plötzlich ihre Katzenaugen und sie stieß markerschütternde Katzenlaute aus, ein völlig entartetes Miauen, das von unnatürlichem Röcheln durchsetzt war. Mit ihrem Schwanz schlug sie in wilder Erregung gegen den Boden, dann fiel sie um, streckte alle Viere von sich, machte einige rasche konvulsivische Bewegungen, und ein plötzliches Zucken ging durch ihren Katzenleib und sie war tot.
Johannes erbleichte bei diesem entsetzlichen Vorgang. Ungläubig schaute er auf das dampfende Essen vor sich, ihm schwindelte bei dem Gedanken, was mit ihm passiert wäre, wäre die Tigerkatze nicht dazwischen gekommen. Taumelnd erhob er sich, wankte durch das Lokal zum Ausgang und ging die Steintreppe hinunter. Die Mittagssonne blendete ihn. Aus dem Kellerfenster winkte das frische Gesicht der jungen Küchenhilfe.
„Zyankali! Kommen Sie nie mehr in dieses Lokal…“
Dann war das Gesicht verschwunden, als hätte jemand das Mädchen in den dunklen Kellerraum zurückgezogen.

6. Kapitel

In Johannes überstürzten und überschlugen sich die verschiedensten Gedanken und Empfindungen. In einem wahren Wechselbad der Gefühle erlebte er heftige Angst, Empörung und Verbitterung. Immer mehr kam ihm zu Bewusstsein, mit welcher kriminellen Energie man ihm und wohl auch Lara nach dem Leben trachtete. Diese Pizzeria „Las Vegas“ stand zweifellos in Verbindung mit jenem terroristischen Netzwerk, das Lara Iwanovna auf die Todesliste gesetzt hatte. Und ebenso alle Menschen, die sich mit ihr persönlich einließen. Nun war er wirklich nahe daran, bei der örtlichen Polizeidienststelle Anzeige zu erstatten. Doch hielt ihn die Sorge, Lara könnte als Agentin verhaftet und er definitiv von ihr getrennt werden, schließlich vor diesem Schritt zurück. Wieder erschien vor seinem geistigen Auge Laras makelloses Gesicht, das ihn schon am ersten Abend gänzlich verzaubert hatte. Er spürte, dass das Denken an diese Frau ihm zu einer Obsession geworden war. Sein ganzer Geist schien zerrieben von der Raserei seiner Verliebtheit, die ihn erfasst hatte und gefangen hielt. Er ging zurück in seine Wohnung, denn er suchte irgendeinen Ort, an dem er wenigstens äußerlichen Halt finden konnte. Zwar war auch sie nicht mehr sicher, aber hier fanden sich so viele Requisiten seines bisherigen Lebens, Erinnerungsstücke an seine bürgerliche Existenz, und in dieser Umgebung hoffte er, sein altes Selbst wiederzufinden. Doch wie er auch von Zimmer zu Zimmer ging, seinen Blick über Tische, Stühle, Bilder und Bücher schweifen ließ, immer fühlte er ein Zucken in seinen Knien, so als ob das Gift nachträglich auch in ihm gewirkt und er jeden Augenblick als toter Mann zusammenbrechen könnte. Schließlich ließ er sich erschöpft in einen Sessel sinken, der die Explosion einigermaßen stabil überlebt hatte, und wischte sich mehrmals den Angstschweiß von der Stirn. Er schenkte sich einen Cognac ein und trank ihn mit hastigem Zuge. Schon wollte er noch ein Gläschen füllen, da warnte ihn eine innere Stimme davor, dieser trügerischen Ausflucht weiter nachzugeben. So nachsinnend blieb er einige Augenblicke sitzen, als ihn plötzlich anfallartig die Sorge überfiel, Lara könnte eben jetzt in diesem Moment etwas zustoßen. Wie von hundert Wespen gestochen, fuhr er vom Sessel auf und jagte aus seiner Wohnung in die Tiefgarage. Er raste schneller, als es Polizei und menschliche Vorsicht erlaubten, dem Campingplatz zu, wo er Lara im alten Wohnwagen zurückgelassen hatte.

Dort bot sich ihm ein seltsames Bild. Der Platz war von Polizeistreifen abgesperrt, mehrere weißgrüne Fahrzeuge mit Blaulicht standen kreuz und quer vor dem Grundstück. Als er, getrieben von panischer Angst, über den Platz rannte, riefen ihm Nachbarn, die man vielleicht schon als mög-

liche Zeugen hinzugezogen hatte, mit verzerrten Mienen zu, Fabrizio sei tot und Lara sei die Mörderin.
Vor dem Wohnwagen wurde er von einem Kriminalbeamten zurückgehalten und erst auf sein wiederholtes Drängen gewährte man ihm Einlass. Johannes musste sich mehrmals in die Arme kneifen, um sich zu beweisen, dass er sich nicht in einem schrecklichen Kriminalfilm befinde, sondern dass dieses alles um ihn herum reale Wirklichkeit sei. Hier lag Fabrizio, sein alter guter Freund Fabrizio, der lebenslustige Italiener, der keiner Fliege etwas zu leid tun konnte, neben dem Bett mit weit aufgerissenen Augen und sichtbaren Würgemalen am Hals. Er war in einen rosafarbenen Bademantel gehüllt, sonst nackt. Lara saß ganz aufgelöst auf einem Stuhl, ihre irren Augen verrieten, dass sie sichtlich unter Schock stand. Weder nahm sie ihn noch sonst jemand von der Umgebung wahr. Johannes versuchte, sie anzusprechen: „Lara, was ist los? Was ist passiert? Um Gottes willen, Lara, hat man dir was getan?"
„Nicht ihr, sondern sie ihm", sagte der Beamte und deutete auf den Toten. „Man hat sie gefunden, wie sie, unter ihm liegend, mit beiden Händen seinen Hals wie mit Schraubstockgriff umklammert hielt und nur durch äußerste Gewalt sich von Fabrizio entfernen ließ." Und dann fügte er nach einigen Augenblicken hinzu: „Sie ist eine Mörderin, Ihre schöne Russin."
Johannes schaute Lara durchdringend an, versuchte immer wieder sie anzusprechen, doch sie zeigte keinerlei Reaktion, ihr weißes Gesicht schien aus Carrara-Marmor, ihre Hände waren immer noch wie in Verkrampfung verzerrt, als müsste sie etwas festhalten und fest zudrücken.
„Sie können nicht mit ihr sprechen. Sie hat einen Schock."
„Was passiert nun mit ihr", wollte Johannes wissen.
„Sie können sich denken, dass wir sie mitnehmen. Wir werden hier alle Spuren aufnehmen, und wenn unsere Ermittlungen abgeschlossen sind, wird man ihr den Prozess machen."
„Und sie wird angeklagt, ins Gefängnis geworfen, wohl für lebenslange Zeit!" Johannes spürte ein Würgen im Hals und wollte in ohnmächtiger Wut und Schrecken auf den Beamten einschlagen.

Aus dem Köfferchen, dessen Inhalt man nun natürlich mit äußerster Akribie untersuchte, fiel den Beamten ein Umschlag in die Hände, der ein mehrseitiges Dokument enthielt, einen Text in kyrillischen Buchstaben. Schon beim ersten flüchtigen Blick musste Johannes zugeben, dass dieser russische Text seine dürftigen russischen Sprachkenntnisse bei weitem überstieg. Nur den handgeschriebenen Namen Lara Iwanovna konnte er am Ende entziffern.
„Das ist vielleicht ein Lebenslauf oder irgendein Bekenntnisschreiben“, sagte er, zu dem Polizisten gewandt.
„Wir werden es übersetzen lassen, einige Mitarbeiter in unserem Revier können gut russisch. Sie können in drei Stunden bei uns anrufen, wenn es Sie interessiert.“
Wortlos und mit gesenktem Kopf verließ Johannes den Ort des traurigen Geschehens und fuhr in seine Wohnung zurück.
Nach dreistündigem Warten, das ihm wie eine Ewigkeit erschien, begab er sich persönlich aufs Revier und wurde zu einem Wachtmeister geführt, einem jüngeren Mann, der, wie sich herausstellte, aus Chemnitz stammte und in seiner Schule Russisch als Pflichtfach hatte lernen müssen.
„Ja“, sagte dieser und wiegte den Kopf bedächtig hin und her, „diese Russin hat wohl den Italiener erwürgt, aber vermutlich aus einer affektgeladenen Schockreaktion. Zumindest legt der Inhalt dieses Schriftstücks eine solche Vermutung nahe.“
Darauf ließ sich Johannes den Text Satz für Satz übersetzen und erfuhr, dass Lara als Achtzehnjährige von dem Vater jener reichen Familie, die sie adoptiert hatte, wohl vergewaltigt worden war und dass diese schlimme Erfahrung in ihr ein unüberwindliches sexuelles Trauma ausgelöst hat. Denn immer wieder, sobald ein Mann unter erkennbaren Absichten geschlechtlichen Verkehrs sich ihr auch nur nähere, verfalle sie in einen traumatischen Zustand, in dem sie, ohne es zu wollen oder zu beabsichtigen, Zwangshandlungen ausführe. Es werde da sozusagen ein zwanghafter Impuls in ihr ausgelöst, ein unbewusster Verhaltensmechanismus, der sie zu aggressiven Handlungen gegen den Mann förmlich zwinge. Es kann dabei sein, dass sie irgendein Messer oder eine andere Waffe benutze, um ihn zu töten, oder auch mit eigenen Händen ihn zu erdrosseln

versuche und ihn zur Besinnungslosigkeit würge. Dieses ganze Aggressionsverhalten geschehe aber ohne ihren Willen und ohne ihre Absicht. Auch wisse sie in diesem Zustand nicht, was sie tue.
Johannes war erschüttert. Nun verstand er den Sinn des warnenden Satzes, den Lara immer wieder ausgesprochen hatte: „Man darf sich nicht in mich verlieben."
Offenbar hatte Lara, so hieß es im Text weiter, in der Folge dieses Traumas, einen anderen Liebhaber auf diese Art ermordet und sei daraufhin von Bekannten der reichen Adoptionsfamilie unter Androhung, sie der gnadenlosen Gerichtsbarkeit zu übergeben, zu terroristischen Diensten gezwungen worden. Seither sei sie Agentin und müsse im westlichen Ausland für Auftragsmorde Gelegenheiten ausspionieren und wichtige Einzelheiten an ihre russischen Hintermänner weiterleiten.
„Aber dann ist Lara doch unschuldig", entfuhr es Johannes. Doch der Wachtmeister schüttelte den Kopf.
„Bevor nicht klar erwiesen ist, dass dieser Mord unter solchen Zwangsvorstellungen geschehen ist, gilt sie als Mörderin und wird verurteilt werden." Dann fügte er mit ironischem Grinsen hinzu: „Ihre hübsche Lara, die schöne Russin, wird niemanden mehr betören und den Rest ihres Lebens hinter den Gittern eines Frauengefängnisses verbringen."
„Aber, sie ist doch unschuldig. Sie ist doch vergewaltigt worden und handelte aus psychischem Zwang", schrie Johannes erbittert und in wilder Aufregung.
„Das wird ihr wenig helfen, wenn sie es nicht beweisen kann", sagte der Wachtmeister mit säuerlichem Lächeln, „getan ist getan, und wie soll man dem guten alten Fabrizio im Nachhinein nachweisen, dass er sich an ihr hatte vergehen wollen. Solange er nur versucht hat, sich ihr sexuell zu nähern, kann die Gerichtsmedizin wohl keine Sperma entdecken und es dürfte daher auch schwer zu begründen sein, dass Lara aus Notwehr gehandelt habe."
Für den Wachtmeister war das Gespräch beendet. Johannes verließ das Gebäude mit gesenktem Kopf und in innerer Verzweiflung.

7. Kapitel

Matt und erschlagen kehrte Johannes in seine Wohnung zurück. Er war nun auf das Schlimmste gefasst, auf tote Katzen, tote Ratten, tote Freunde, und sogar sein eigener Tod hätte ihn als letzte Konsequenz dessen, was er in den vergangenen Stunden und Tage hatte erleben müssen, nicht mehr überrascht. Wie doof sind doch die Drehbücher, die das Leben schreibt, murmelte er vor sich hin und ertappte sich beim Weinen. Wie immer in solchen Situationen völliger Niedergeschlagenheit öffnete er den Kühlschrank und richtete sich ein bescheidenes Abendbrot, ein Vesper, wie man hierzulande sagte. Wurst und Bier, das lob ich mir, reimte es in ihm, nach alter Gewohnheit. Seit er nämlich nach dem Tode seiner Frau das Tischgebet abgelegt hatte, versuchte er mit leichtsinnigen Spruchweisheiten seinem Essen eine gewisse rituelle Form zu geben. Er setzte sich an den Küchentisch, öffnete das letzte Bier, goss ein und ließ es, aus Unachtsamkeit, überschäumen. Hastig lutschte er den Bierschaum von der Tischplatte ab und schnitt sich die Hartwurst, die schon seit einigen Tagen im Kühlschrank gelegen hatte und ihrem Namen wahrlich alle Ehre machte.
Plötzlich erhob er sich, denn ihm war ein Gedanke gekommen. Er ging zu seinem PC und öffnete die Mailbox. Nun tat er etwas, was er schon seit vielen Wochen nicht mehr getan hatte: er schrieb an seine beiden Söhne, den Arzt in Köln und den Rechtsanwalt in Berlin. In kurzen knappen Worten schilderte er seine Erlebnisse mit Lara und erbat ihren Rat. Wider Erwarten dauerte es keine halbe Stunde und auf dem Bildschirm flimmerte es: Sie haben zwei Emails empfangen. Er begann mit der Antwort seines Sohns Michael, des Rechtsanwalts aus Berlin.
„Lieber Papa. Das ist alles sehr schlimm. Lara hat vor dem Richter wirklich schlechte Karten. Solange sie nicht beweisen kann, dass sie unter einem sexuellen Trauma leidet und unter psychischem Zwang Aggressionshandlungen vollbringt, gilt sie als Mörderin. Wenn sie Glück hat, kann sie mit Tötung aus Affekt oder Totschlag rechnen. Dann wird man sie nur zu einigen Jahren Gefängnis verurteilen. Ist es

aber Mord, muss sie lebenslang hinter Gitter. Es tut mir leid, Papa, dass ich Dir nichts Günstigeres schreiben kann. Aber nach Lage der Dinge hat sie kaum Chancen auf einen Freispruch.
Herzliche Grüße
Michael.
PS: Anders wäre es natürlich, wenn man beweisen könnte, wie es psychisch um sie steht. Ein Gutachten reicht da nicht. Man müsste ... Aber das ist abartig."
Johannes war schon in tiefes Nachsinnen verfallen, als er entschlossen die zweite Mail öffnete. Sein Sohn Sebastian, der Arzt aus Köln, antwortete ausführlicher, mit einer wissenschaftlichen Gründlichkeit, die Johannes an ihm kannte, zum Teil auch schätzte, dann aber wegen der hochtrabenden Wissenschaftlichkeit zuweilen missbilligte.
„Lieber Papa, was Du mir von Deiner Freundin Lara berichtest, scheint mir ein klassischer Fall von Zwangshandlungen zu sein, unter denen Menschen mit einer Zwangsstörung leiden. Solche Zwangsgedanken oder Zwangshandlungen stellen keine übertriebenen Sorgen über schwierige Lebenssituationen dar, sondern sind Gedanken, die sich den Betroffenen gegen ihren Willen aufdrängen und oft obszöner oder aggressiver Natur sind. Auch als Panikattacken können sie in Erscheinung treten. Verbunden mit solchen Zwangsgedanken sind häufig zwanghafte Impulse, obszöne oder aggressive Handlungen auszuführen. Die Patienten versuchen dann meistens, diese zu ignorieren, zu unterdrücken oder mit Hilfe anderer Gedanken oder Handlungen zu neutralisieren. Damit gehen oft Zwangshandlungen einher, die im späteren Verlauf der Störung oft zu Zwangsritualen systematisiert werden. Heilungschancen sind in solchen Fällen sehr gering. Manchmal versucht man es mit der klassischen Konfrontationsmethode, die auf dem Prinzip der Angstlöschung beruht. In dieser Therapie setzt man den Patienten bewusst Situationen aus, in denen sonst die typischen Ängste ausgelöst werden, und versucht mit zuvor eingeübten Entspannungstechniken ihn soweit zu bringen, dass er diese Situationen möglichst lange aushalten kann. Der Patient erlebt dadurch, dass eine Reduktion seiner Angst und Unruhe im Laufe der Zeit eintritt, ohne dass er seine Zwangshandlungen durchgeführt hat. Im

Verlauf der Therapie soll der Patient lernen, die Angst auslösenden Situationen allein zu bewältigen, ohne Zwangshandlungen auszuführen. Durch dieses sogenannte Habituationstraining könnten auch die Zwangsgedanken selbst ihre Bedrohlichkeit verlieren.
Aber für Deine Freundin Lara sind solche Maßnahmen wohl viel zu spät. Es tut mir leid, dass ich Dir nichts Positiveres sagen kann.
Dein Sebastian"
Wie klug und verständig doch meine beiden Söhne sind, dachte Johannes. Und doch können mich diese Erkenntnisse wohl nicht weiter bringen. Wieder ging er zurück in die Küche und schenkte sich den Rest seines Flaschenbiers ein. Unter der Wirkung des Alkohols verfiel er in eine lethargische Passivität. Es ist doch alles eins, tönte es in ihm, dem Schicksal kann man nur gleichmütig begegnen. An ihm kann man doch nichts ändern. Dabei hätte ich Lara wirklich geliebt. Einige salzige Tränen schluckte er hinunter, wie er es sich angewöhnt hatte, wenn ihn irgendeine Rührung allzu heftig befiel. Als Mann durfte man ja nicht zeigen, dass einem zum Heulen war.
Auf einmal entstand in ihm ein kühner Gedanke, ein ungeheuerlicher Einfall, eine Idee, so absurd und verwegen, dass er diese zunächst kaum zu Ende zu denken wagte. Wenn ich selbst, dachte er, mit Lara .... schlafen würde, dann müsste sich zeigen, ob sie auch gegen mich ... ob sie ihre schönen Hände auch an meine Gurgel legen würde. Bei diesem Gedanken schwindelte ihm. Zugleich fühlte er, dass, hat man einen solchen Gedanken auch nur gehabt, kein Weg daran vorbeiführen könnte, ihn in die Tat umzusetzen. Aber wie? Lara war schon verhaftet, in polizeilichem Gewahrsam. Er musste sie aufsuchen, mit dem sächsischen Wachtmeister sprechen, der ihr Problem kannte. Er musste alle Möglichkeiten versuchen.
Im Bad wusch er sich, rasierte sich, nahm Aftershave und hüllte sich in ein weißes Hemd, als ginge er zu einer Hochzeit. In seinem schönsten Anzug fuhr er bei der Polizeiwache vor. Man staunte nicht schlecht, als man ihn so feierlich gekleidet auftreten sah.

„Zu Lara Iwanovna wollen Sie?“ Der Wachtmeister grinste. „Na dann, kommen Sie schon. Wir sind ja keine Unmenschen.“
„Ich hätte aber eine ganz besondere Bitte“, sagte Johannes, „können Sie den Verlauf unseres Gesprächs mit einer Videokamera aufzeichnen? Ich hätte gerne diese Erinnerung.“
„Allüren wie ein Filmstar haben Sie. Aber seien Sie beruhigt, wir haben in allen Zellen solche versteckten Kameras, und wenn Sie es wünschen, schalten wir sie für Sie ein.“
Lara saß auf dem kargen Bett ihrer Zelle, das Licht brannte und beleuchtete den Tisch, den Stuhl, das Waschbecken und auch die Kloschüssel. Sie hatte jenes elegante Kleid an, das Johannes vom ersten Abend an ihr kannte. Er überlegte, woher sie das blau glänzende Satinkleid plötzlich wieder haben konnte, konnte es sich aber nicht erklären. Jedenfalls sah er Lara vor sich, seine elegante Lara, in ihrem unverwechselbaren Charme. Nichts erinnerte an das Verbrechen, das sie vor kurzer Zeit begangen hatte.
„Moi drug, Johannes, dobri djen. Wie geht es dir Johannes.“ Ihre Stimme war weich und sanft und völlig gelöst.
„Aber Lara, weißt Du nicht, warum du hier bist?
„Ja, ich habe mich auch schon gewundert. Das Zimmer ist zwar sauber und nett, aber für mich doch etwas zu spartanisch. Im Wohnwagen hat es mir besser gefallen.“
Sie plauderte ganz unbekümmert. Doch plötzlich überzogen seltsame Runzeln ihre Stirn, als würden kummervolle Gedanken sie plötzlich quälen. Sie schien nach etwas zu suchen, aber konnte es anscheinend nicht ergründen. Dann sagte sie, mit einem Anflug von apathischer Hoffnungslosigkeit: „Ich weiß wirklich nicht, warum ich hier bin. Prawda, wirklich nicht.“
„Ist schon gut, Lara“, sagte Johannes begütigend. „Ich werde Dir helfen. Du wirst wieder herauskommen und ein ganz neues Leben anfangen können.“
Johannes dachte, dass er Lara heilen könne. Er würde ihr zeigen, wie sich ein Mann einer Frau in ehrlichsten Absichten körperlich nähern kann, und würde sie von allen Zwangsvorstellungen befreien. Behutsam und zärtlich würde er sich ihr zuwenden und langsam, mit sensiblem Feingefühl ihren Körper entblößen. Und dann würde er sie lieben, würde Glied um Glied erobern und ihr dabei das Ge-

fühl restloser Geborgenheit geben. Johannes war sich sicher, dass er an ihr das Wunder der Heilung wirken könne, er traute es sich zu und ihm schien, als sei er dazu verpflichtet, dieses Wunder, und koste es sein Leben, zu wirken. Denn immerhin musste er damit rechnen, dass Lara in ihren alten Zwangsmechanismus verfallen und auch ihn attackieren würde, so wie sie den guten Fabrizio erwürgt hatte. Aber damit, so dachte er, wäre wenigstens der sichere Beweis erbracht, dass sie für ihre Tat nicht verantwortlich gemacht werden könne. Die Videoaufzeichnung funktioniert ja und würde dann zu ihrer Verteidigung herangezogen werden können. So erkannte Johannes in jeder Beziehung einen positiven Sinn in seinem Tun und er war sich völlig sicher, dass er diesen Weg beschreiten müsse. Außerdem spürte er eine unbeschreibliche innere Verlockung, sich der attraktiven Lara zu nähern, die vor ihm saß und ihn erwartungsvoll betrachtete.
„Lara", sagte Johannes, und seine Stimme war in feinstes Flüstern gefallen, „Lara, ich wollte dir schon lange sagen, dass ich dich sehr sympathisch finde."
„Oh, ich dich auch", erwiderte sie mit überlegenem Lächeln. Johannes fasste ihre Hand und führte sie an den Mund. Ihre Augen begannen zu glänzen.
„Johannes, ich habe dir so viel zu verdanken. Ohne dich wäre ich längst tot."
„Lara, wir werden leben, werden überleben, miteinander glücklich sein."
„Glaubst du an ein solches Glück?", und plötzlich durchzog ein Hauch von Traurigkeit ihre Stimme.
„Ja, ich glaube fest daran. Mein Glaube ist unerschütterlich. Wir beide werden ein neues Leben aufbauen und alle Bedrohung von uns abschütteln. Wir werden auswandern in eine Gegend, wo Dich niemand kennt. Auch die Arme des Geheimdienstes haben ihre Grenzen."
Bei dem Wort „Geheimdienst" zuckte Lara zusammen.
„Lara, ich weiß mehr von dir, als du ahnst. Du leidest an einer inneren Krankheit, von der ich dich heilen möchte, ja heilen kann." Nun hatten ihre Augen den Ausdruck einer großen Verwunderung angenommen, sie blickten fassungs- und beinah verständnislos.

„Bitte, überlasse Dich nun ganz mir. Lasse dich in mich fallen. Du wirst sehen, es wird wunderschön.“
Johannes hatte sich ihr genähert, nun legte er die Arme behutsam um ihre Schultern und zog sie vom Stuhl zu sich herauf. Sie ließ es mit sich geschehen und sie standen einander gegenüber, so eng, dass sie ihren Atem spüren konnten. Tief blickte Johannes ihr in die Augen, als ob er in einen unergründlichen Brunnen schauen müsste. Dann spielten seine Lippen an ihrem Mund und er begann, sie vorsichtig zu küssen, langsam und unaufdringlich. Auch das ließ Lara noch mit sich geschehen. Ja, es schien, als ob sie an diesen Zärtlichkeiten selbst großen Gefallen finden könne. Johannes zog sie zu sich heran, so dicht, dass er ihren Herzschlag spüren konnte, und sie den seinen. Ihr Herzschlag schien durch Hemd und Bluse zu pulsieren und ihnen war, als ob sich ihre Seelen vermischten. Nach und nach ließ Johannes seine rechte Hand etwas tiefer gleiten, er spürte an Lara ein weiches Zucken und ihrem Mund entrang sich ein leiser Seufzer. Er merkte, wie sich ihre Lippen langsam öffneten und feucht wurden. Nun zog er Lara ganz langsam hinüber zur Liege und drückte sie sanft aufs Bett. Er machte sich an ihrem Kleidergürtel zu schaffen und löste den Bund. Auch hatte sich ihre Bluse wie von selbst geöffnet. Ihn überflutete eine Woge erotischer Empfindungen und es konnte nun überhaupt nicht mehr nur von der selbstlosen Absicht die Rede sein, einen kranken Menschen zu heilen. Er fühlte sich vielmehr als Mann, der im Begriffe stand, die Frau, die er über alles liebte, für sich zu erobern. Alte Urinstinkte feierten ihren Triumph und verherrlichten das Geheimnis der Schöpfung und ihres lustvollen Fortpflanzungsgedankens.
Plötzlich geschah indessen in Lara eine merkwürdige Veränderung. Ihr Körper schien zu einer eisigen Steinfigur zu erstarren, all ihre Glieder verkrampften sich, ihre Augen erhielten einen glasigen Ausdruck, ihre Lippen begannen zu zucken und plötzlich stieß sie einen markerschütternden, fürchterlichen Schrei aus. Dann fuhren ihre beiden Hände, als wären sie von einem Teufel gelenkt, mit der Kraft einer Judokämpferin an seinen Hals und fingen an, seine Gurgel derart zu drücken und zu pressen, dass er nach Luft schnappen musste. Voller Entsetzen versuchte er sich von diesem

Klammergriff zu befreien und Lara von sich wegzudrücken. Aber übermenschliche Kräfte schienen sich in diesem Frauenleib zu bündeln, wie in Besessenheit handelte sie und war für ihn so unbesiegbar wie jene sagenumwobene Brünhilde. Er wollte schreien, um Hilfe rufen, doch brachte er nur ein kraftloses, mattes Röcheln hervor. Nun verschlimmerte sich seine Atemnot bedrohlich und er fühlte zum ersten Mal wirkliche Todesangst. Immer noch glaubte er, er könne Lara retten und sich von ihr befreien. Doch dieses Teufelsweib seinen Hals so fest umklammert, dass er sich nicht von ihr freimachen konnte. Auch seine verzweifelt boxenden Schläge, mit denen er auf ihre Brust einhieb, prallten ab, als hätte er sie gegen Marmorstein geführt. Schließlich erlahmten seine Kräfte und vor seinen Augen flimmerte es in Farbenspielen, verwirrenden Kreisen und funkelnden Lichtblitzen. Dann wurde es schlagartig in ihm dunkel, sein Herz setzte aus und sein letzter Gedanke war: Lara, ich wollte dir doch helfen. Damit erlosch sein Bewusstsein und sein Kopf fiel vornüber.

Armut

Eines Tages ging er fort. Er schloss die Tür hinter sich zu. Nur die Scheckkarte hatte er mitgenommen, weil er Angst hatte, Angst vor der Ungewissheit, dem Hunger, der allgemeinen Dürftigkeit. Schon jetzt schauderte ihn bei dem Gedanken, im Freien frieren zu müssen. Angehörige hatte er keine mehr. Sie alle waren ihm verstorben, hingeschwunden, wenigstens in seinem Gedächtnis. Ob sie in Wirklichkeit noch lebten, konnte er nicht mit Bestimmtheit sagen. Wie er durch die Straßen schlenderte, stolperte er über einen umgefallenen Mülleimer. Altpapier und faule Bananenschalen quollen heraus. Gerade konnte er sich selbst noch im Fallen auffangen.

Dann kam ihm eine alte Frau entgegen, deren Einkaufsnetz zerrissen war und aus einer halbgeöffneten Reistüte ständig Körner auf den Gehsteig rieseln ließ. Er tippte ihr auf die Schulter und wies auf die offene Einkaufstüte. Sie schaute ihn verwundert an und sagte:
„Die Vögel wollen auch etwas zum Picken haben."
„Und Sie?", fragte er zurück.
„Ich bin glücklich, wenn zu Hause die Tüte leer ist."
Kopfschüttelnd ging er weiter.

Schließlich begegnete er einem vornehmen Mann im Nadelstreifenanzug, der einen Blumenstrauß in der Hand hielt. Weil er instinktiv spürte, dass dieser Mann ihm gesellschaftlich weit überlegen war, wich er ihm aus und drückte sich an die Hauswand. Doch der Mann warf einen verwunderten Blick auf ihn.
„Sie müssen mir nicht ausweichen. Vermutlich sind Sie reicher als ich."
„Aber das kann doch nicht sein. Sie sind so vornehm angezogen."
„Wohl trage ich einen feinen Anzug, aber ich habe meine Sprache und meinen Willen verloren. Die Blumen sind für mich die einzige Möglichkeit, mich zu artikulieren. Ich bringe sie jetzt meiner Frau, die seit Monaten nicht mehr mit mir spricht. Und ich habe auch nicht mehr die Kraft, ein Gespräch anzufangen."

Das ist schlimm, dachte er und ging unschlüssig weiter. Der vornehme Mann indessen war stehen geblieben, sah ihm nach und schien nach Luft zu ringen.

Schließlich kam er in den öffentlichen Park, dessen große Eisentür weit offen stand. Der Seerosenteich war gerade am Gefrieren. Da sah er auf der Parkbank den alten Pfarrpensionär sitzen, den er aus früheren Jahren, als er noch regelmäßig die Messe besuchte, gut kannte. Er hatte einen bunten Stoff auf den Knien, an dem er beständig zupfte.
„Guten Tag, Hochwürden. Kennen Sie mich noch?"
„Ach Sie, ja gewiss, Sie gehören zu meinen treuen Schäflein."
„Nein, ich bin aus der Herde ausgebrochen. Wölfe haben mich verjagt."
Da quollen aus den Augen des Geistlichen plötzlich Tränen. Schluchzend sagte er:
„Nicht die Wölfe sind schuld, sondern der Hirte hat versagt. Ich war ein schlechter Hirte."
Von Mitleid ergriffen, beugte er sich zu dem Geistlichen nieder und strich sanft über seine Glatze.
„Und was machen Sie jetzt hier?"
„Ich zerzupfe meine Messgewänder. Ich kann sie nicht mehr sehen, denn ich war dieser Kleider unwürdig."
„Warum waren Sie ihrer unwürdig?"
„Weil ich gesündigt habe wider den heiligen Geist. Mein Körper war schon längst nicht mehr sein Tempel."

Nach diesen Worten verließ er den Geistlichen und ging auf die nächste Sparkasse zu.

Dort hob er mit seiner Scheckkarte sein ganzes Guthaben ab und ließ es sich in kleinen Fünf-Euro-Scheinen auszahlen. Danach verstreute er die Geldscheine auf der Straße, wobei ihn die Passanten neugierig und etwas belustigt beobachteten. Mit seinen Scheinen konnte er eine längere Wegstrecke pflastern und es kam ihm vor, als streue er Blumen für eine Fronleichnamsprozession. Manchmal blickte er zurück, dann sah er, wie ihm die Menschen kopfschüttelnd nachsahen und die Scheine eifrig auflasen.

Plötzlich zupfte ihn jemand am Ärmel: „Entschuldigen Sie, Sie haben etwas verloren“, und hielt ihm dabei einen Fünfeuroschein entgegen.
Hier aber begann unser Mann zu strahlen, seine Augen leuchteten in einem geradezu himmlischen, verklärten Licht und er sagte, unter Tränen des Glücks:
„Das ist nun das erste Geld, das mir wirklich gehört. Dank sei Dir, Du mein rettender Engel.“

Und mit überschwänglichen Dankesbezeigungen nahm er den Geldschein in Empfang, zog den wildfremden Mann an sich heran und küsste ihm die Stirn. Dann lief er mit jugendlich beschleunigten Schritten zu einem großen Gebäude am Rande der Stadt, auf dem in breiten Lettern „Armenküche“ geschrieben stand. Noch nie hatte ihm eine Mahlzeit so geschmeckt wie diese, die er dort für einen seiner letzten Euro erstand.

Arzt vor Gericht

"Lieber Olaf,
du weißt es längst, ich kann ohne dich nicht leben. Was sind Schmerzen, die einen nicht loslassen, verglichen mit dem Schmerz einer Seele, die sich dauernd nach dem Menschen sehnt, der einem seit Monaten und Jahren innere Festigkeit und Halt gibt? Du hast mich von den Schmerzen erlöst, welche die verpfuschte Brustoperation immer wieder in mir ausgelöst hat. Jenes Ziehen, Reißen und Stechen links oberhalb des Herzens! Wie oft habe ich nicht die Silikon-Implantate verflucht. Schön sein wollte ich für meinen Mann, der mich immer vernachlässigt hat. Du allein kennst die Nöte einer Frau, der man an den Brüsten herum operiert, Füllungen hineinstopft und hinterher Haut und Fettgewebe nicht richtig vernäht. Was habe ich nicht leiden müssen! Aber noch größer ist das Leid, wenn man als Frau nicht geliebt wird, wenn man spürt, dass der eigene Körper verschmäht wird. Eine Frau kann in diesem Gefühl nicht glücklich werden. Ach, mein lieber Olaf, nein, es sind nicht die Schmerzmittel allein, die mir wieder Glück und Freude am Leben geschenkt haben. Du hast mit deinen lieben Händen, deren Berührung wie Feuer auf mich wirkt, meinen siechen Körper geheilt, und - mit ihm - meine wunde Seele. In tiefer Sehnsucht warte ich auf dich. Ich schau auf die Uhr und auf den Kalender. Guter Gott, lass es bald Freitag werden.
Deine, dich liebende Iris."

Der Staatsanwalt, Dr. Rainer Blum, betrachtete den Brief von allen Seiten, besah sich sorgsam die etwas wackelige Handschrift, die Buchstaben, welche unter zitternder Hand geschrieben waren. Mehrmals schüttelte er den Kopf. Nichts passte zusammen in dem Fall, der ihm letzte Woche übertragen worden war. Die Frau sei von ihrem Arzt, einem gewissen Dr. Wohlrab, jahrelang missbraucht und zum Beischlaf genötigt worden, so stand es in der Klageschrift. Er habe ihr die nötigen Schmerzmittel nur gegeben, wenn sie sich ihm willig gezeigt habe. Regelmäßig habe er mit ihr geschlafen, in der Praxis und in der Wohnung der Frau, zweimal sei es sogar zu einer Schwangerschaft gekommen, ein Kind habe für kurze Zeit überlebt, das andere sei tot zur Welt gekommen. Und dann, nach einigen Jahren, als bei der Frau die chronischen Schmerzen langsam nachließen, habe sie ihrem Mann, dem Bauarbeiter Rosing, das Verhältnis gebeichtet. Ihr Mann sei es gewesen, der darauf gedrängt habe, gegen diesen Arzt Anzeige zu erstatten.

Immer wieder überdachte Rainer Blum den Fall und schüttelte verwirrt den Kopf. Da stimmte doch was nicht. Woher kommt dieser Liebesbrief? Wer hat ihn abgeschickt? Wollte man ihn in der rechtmäßigen Verfolgung einer Straftat beeinflussen? Er war entschlossen, sich nicht beeinflussen zu lassen. Als Staatsanwalt hatte er die Partei des Staates zu vertreten und gegen jedwede Straftäter Prozesse zu führen und sie zu gewinnen. Nein, er war nicht der Typ, den man auf diese Weise weich machen konnte.

Schließlich löschte er seine Schreibtischlampe und begab sich zu Bett. Morgen in der Verhandlung würde man weitersehen. Er sah zu seiner jungen Frau, der überaus hübschen Erna, hinüber, die bereits in tiefem Schlummer lag. Umgeben von braunen Ringellocken schmiegte sich ihr Kleinmädchengesicht in das Kopfkissen, die Augenlider schienen fest geschlossen, nur ein wenig glaubte man an raschen zuckenden Bewegungen zu erkennen, dass unruhige Träume die Schlafende beschäftigten.

"Schlaf gut, Erna", flüsterte Dr. Blum und hauchte einen angedeuteten Kuss auf ihre Wange. Darauf legte er sich selbst ins Bett und dachte noch lange an Iris Rosing, die, wie er seit heute wusste, ihren Arzt, Dr. Olaf Wohlrab, vielleicht ihren Geliebten, angezeigt hatte und gegen ihn als Zeugin und Nebenklägerin auftreten würde. Was sind Schmerzen, dachte er, inwieweit können sie einem Menschen die innere Freiheit rauben und ihn von anderen abhängig machen? Dann dachte er wieder an die Situation der Frau im Allgemeinen, an ihre grenzenlose Vereinsamung, wenn sie in unglücklicher Ehe ausharren musste. Warum nur wollte Frau Rosing ihre Brust vergrößern lassen? Welche Rolle spielte dabei ihr Mann, hatte er sie als Frau geschätzt und für voll genommen? Fragen über Fragen! Lange konnte Dr. Rainer Blum bei diesen Gedanken nicht einschlafen. Wohl wusste er, wie sehr er zuweilen selbst unter der Gleichgültigkeit seiner Gattin litt, die in ihrer jugendlich unbekümmerten Art ihm gegenüber manchmal so zurückweisend sein konnte. Zu sehr war sie sich ihrer Schönheit und ihres Jungseins bewusst - ja, der Altersunterschied von 17 Jahren war schon sehr krass - und er selbst, wohlbestallter Anwalt des Staates, fühlte dagegen schon ein wenig den Herrenspeck um sich herum wachsen. Gewiss galt er als Autorität und gehörte zu den Honoratioren der Stadt, aber, so recht jung wie seine Frau, die in jeder Disko immer noch eine gute Figur abgeben würde, wenn er es sich leisten dürfte, mit ihr dahinzugehen, so jung war er freilich längst nicht mehr. Wohl schlief sie neben ihm, Nacht für Nacht, aber worauf deutete die unruhige Bewegung unter ihren Lidern? Ach, Dr. Rainer Blum hatte schon Anlass, sich Sorgen zu machen. Und wie er so vor sich hin grübelte, schien er diese Iris Rosing immer besser zu verstehen.

Am andern Tag, pünktlich um neun Uhr, begab sich Dr. Rainer Blum, in den Gerichtssaal und verlas, unter Beisein des Richters, des Angeklagten, der Nebenklägerin, des Verteidigers und des Protokollanten, die Anklageschrift, ein mehrseitiges Dokument, das die ganze Geschichte dieses komplizierten Falls aufrollte.

"Dem Arzt, Dr. Olaf Wohlrab, Allgemeinmediziner, ansässig in unserer Stadt, wird zur Last gelegt, seine Patientin, Frau Iris Rosing, über zwei Jahre hinweg unter Missbrauch des Beratungs-, Behandlungs- und Betreuungsverhältnisses zu sexuellem Verkehr gezwungen zu haben und ihr angedroht zu haben, im Falle der Verweigerung die nötigen Schmerzmittel nicht mehr zu verschreiben. Damit macht er sich des Vergehens der Nötigung nach § 240, Absatz 1 des StGB schuldig, in Tateinheit mit Sexuellem Missbrauch nach § 174c, Absatz 1 des StGB. Nach § 52 Absatz 1 des StGB ist zwischen diesen beiden Delikten das Tateinheitsverhältnis gegeben.

Frau Iris Rosing kam 1994 in die Praxis von Dr. Wohlrab, um die Folgen einer missglückten Brustoperation behandeln zu lassen. Die Frau litt unter chronischen Schmerzen

und war deshalb auf immer höhere Dosen von Schmerzmitteln angewiesen.
Zwei Jahre später nahm das normale Arzt-Patienten-Verhältnis dann die einschneidende Wende. Der Mediziner nötigte die Patientin zum Geschlechtsverkehr und zu perversen Sexualpraktiken, indem er ihr direkt oder indirekt damit drohte, keine Schmerzmittel mehr zu verschreiben, falls sie sich weigerte. Dabei kam es zu zwei Schwangerschaften, in einem Fall überlebte das Kind nur wenige Tage, im anderen Fall endete die Schwangerschaft mit einer Todgeburt. Erst als Iris Rosing nach einer stationären Behandlung ihre Medikamentensucht überwunden hatte, offenbarte sie sich ihrem Mann und entschloss sich zur Anzeige."

Dr. Rainer Blum stand hoch aufgerichtet vor seinem Stehpult, hielt sein Manuskript fest in seiner rechten Hand und hatte beim Sprechen die Nebenklägerin und den Angeklagten scharf ins Auge gefasst. Immer wieder begehrte der Arzt beim Verlesen der Klageschrift auf, "Kein Jota davon ist wahr! Alles verdreht und gelogen! Es war alles ganz anders!", wollte dabei aufspringen und wurde immer wieder von seinem Verteidiger, einem noch recht jungen Rechtsgelehrten, am Ärmel seines Jacketts zurückgehalten. Iris Rosing schien in sich gekehrt. Mit ihrem aschblonden Haar, das sie halblang glattgekämmt trug, wirkte sie, von weitem, immer noch als eine sehr attraktive Frau. Als eine Frau, nach der sich mancher im großstädtischen Menschengewühl umdrehen würde. Allerdings schienen ihre tiefliegenden Augen etwas verweint und ihr ganzer Gesichtsausdruck eher abgehärmt und wenig optimistisch.
"Haben Sie zur Anklage etwas zu sagen?", fragte sie der Richter.
"Nein. Alles war so, wie es gesagt wurde. Ich bin von meinem Arzt immer wieder gezwungen worden, mit ihm zu schlafen. Sonst hätte er mich in meinen Schmerzen allein gelassen."
"Angeklagter, was können Sie auf die Vorwürfe erwidern, die gegen Sie erhoben werden?"

Dr. Wohlrab erhob sich langsam von seiner Anklagebank. In Habitus und Kleidung wirkte er bescheiden, unauffällig, bürgerlich. Immer wieder schüttelte er, mit gequältem Gesichtsausdruck, den Kopf, bevor er seine Entrüstung in Worte fassen konnte. "Lügen und Lügen, nichts als Lügen! Alles ist ein phantasievolles Lügenkonglomerat!" Mit Bestimmtheit brachte er diese Sätze vor und setzte dann noch nach: "Wer dieser Person Glauben oder Vertrauen schenkt, erntet Unheil. Ihr ist nichts heilig".
"Ja, dann müssen Sie uns erklären, wie es in Wirklichkeit gewesen ist." Der Richter sagte es nicht in unfreundlichem Ton. Man konnte ihm nicht anmerken, welcher Partei er im Augenblick mehr zuneigte.

"Ich muss zugeben, dass ich meiner Patientin gegenüber die nötige berufliche Distanz verloren habe“, sagte Dr. Wohlrab und sein Gesicht wirkte noch um eine Idee gequälter. "Aber schuld daran ist auch sie! Immer wieder hat sie mir Avancen gemacht, wenn Sie verstehen, was ich damit meine. Wir Ärzte sind auch nur Menschen und ich habe Iris im Laufe der Zeit so verstanden, dass sie mir als Frau echte Gefühle entgegenbringt. Ja, es ist zu einem engen Verhältnis gekommen, in dem Liebe und Sex gleichermaßen eine Rolle gespielt haben. Nur so kann ich mir heute erklären" - und Dr. Wohlrab sprach nun sehr leise, fast in sich hinein, als wollte er seine eigene Psyche zur Rechenschaft ziehen - "dass ich Iris immer stärkere Dosierungen des Schmerzmittels verordnet habe. Ach, sehr geehrter Herr Richter, können Sie verstehen, was es heißt, wenn man eine Frau liebt und mitansehen muss, wie sie leidet." Dr. Wohlrab hatte abgesetzt und wischte sich mit der Hand über die Stirn, im Licht der schräg einfallenden Morgensonne funkelten seine Schweißperlen unter seinem schütteren Haupthaar. Dann fuhr er fort, indem er abwechselnd zum Staatsanwalt und zum Richter hinsah. "Mir war klar, dass diese Frau in ihrer Kindheit viel mitgemacht hatte. Selbstmord der Mutter, sexueller Missbrauch vom Vater, das beutelt ein heranwachsendes Mädchen schon gehörig. Und was den betrogenen Ehemann anbetrifft, bin ich immer davon ausgegangen, dass er von dem Verhältnis wisse. Und die Schwangerschaften? 'Sie nimmt die Pille', hat sie mir immer hoch und heilig versichert." Noch einmal wischte sich Dr. Wohlrab mit der Hand über das Gesicht, dann schaute er eindringlich zum Richter empor.

"Glauben Sie mir, ich sehe mein Verschulden ein. Ich habe mich auf ein Verhältnis eingelassen, die nötige berufliche Distanz verloren. Weil ich Iris geliebt habe, und sie immer noch liebe. Genötigt und zum Geschlechtsverkehr gezwungen, das allerdings habe ich sie nie. Und der Vorwurf der perversen Sexualpraktiken ist ganz absurd."

Dr. Rainer Blum, der Staatsanwalt, war beeindruckt von der Bestimmtheit, mit der der angeklagte Arzt seine Verteidigung vorgebracht hatte. In ihm regte sich etwas, das ihn dazu verleiten wollte, an die Unschuld des Arztes zu glauben. Und doch war er als Staatsanwalt zunächst einmal verpflichtet, jeglicher Schuld nachzugehen und sie nach Recht und Gesetz zu ahnden. Wohl knisterte in der Innentasche seines Talars der geheimnisvolle Brief, aber er zögerte noch, ihn herauszuholen.

Herr Rosing wurde in den Zeugenstand gerufen. Er war groß, untersetzt, mit deutlich sichtbarem Bauchansatz, er hatte ein volles, etwas feistes Gesicht, braungebrannt, mit kurzgeschnittenem Haar, das bereits weißlich schimmerte und seine Glatze wie mit einem Kranz umgab. Mit schweren, wuchtigen Schritten trat er in den Zeugenstand und baute sich vor dem Richter auf wie ein Mann, der sich seiner Wirkung sehr sicher war.

Seine Personalien wurden verlesen und von dem Zeugen mit kurzem, knappem Nicken bestätigt. Jawohl, Bauarbeiter sei er, Polier, seit drei Jahren sogar Vorarbeiter, und seine Verantwortung am Bau sei groß, betonte er und dehnte dabei das Wort "groß" übermäßig. "Er habe, sagte er, "das Herz auf dem rechten Fleck", dann schlug er sich mit seiner rechten Hand ein paar Mal auf seine linke Brustseite, dass es bis in den Saal hinein hörbar dumpf tönte. Und gearbeitet werde bei ihm, betonte er, Faulenzer lasse er nicht gelten. Und, "wissen Sie, Herr Richter, wenn man da so einen Betonkasten hochzieht, ein wenig unter der Zeit, die im

Kostenvoranschlag angegeben ist, dann weiß man schon, wer man ist und wozu man auf der Welt ist! Das können Sie glauben. Dafür bürgt mein Name!" Und Herr Rosing nickte ein paar Mal kräftig vor sich hin, dann sog er schnaubend ein Mundvoll Luft ein, als habe ihn das Sprechen doch angestrengt.
"Wir glauben es Ihnen ja", sagte der Richter, ein wenig belustigt. "Aber nun antworten Sie auf unsere Fragen, bitte, Herr Rosing."

Es entstand eine kleine Pause. Herr Rosing atmete immer noch durch den Mund ein, geräuschvoll, blickte wild und kriegerisch um sich, drehte sich in den Saal, als wolle er die Wirkung seines Auftritts begutachten.
"Wann haben Sie vom Verhältnis Ihrer Frau mit dem Arzt erfahren?"
"Vergewaltigt hat er sie, meine Iris tut so etwas nicht freiwillig. Dafür kann ich die Hand ins Feuer legen."
"Können Sie den Zeitpunkt angeben, an dem Sie Verdacht schöpften?"
"Na, ist doch klar. Als sie mit dem ersten Bankert angekommen ist. Von mir konnte es ja nicht sein. Darauf könnt ich Gift nehmen."
"Wieso von Ihnen nicht?", fragte der Richter, "Sie sind doch ihr Mann. Haben Sie denn keine intime Beziehung mehr zu Ihrer Frau."
"Wissen Sie, Herr Richter, wir sind nun ja schon 15 Jahre verheiratet. Der erste Honigmond ist verflogen. Und bei dem Job, den ich tagaus tagein machen muss, da braucht man die letzten Energien für die Baustelle, das dürfen Sie mir glauben. Da muss ich ausgeschlafen sein. Und das an jedem Tag."

Iris saß daneben. Ein wenig war sie bei den letzten Worten ihres Mannes zusammengesunken. Ihre Augen schienen noch etwas tiefer eingefallen und eine flammende Schamröte erstreckte sich von ihren Wangen bis in die Halsgegend.
Die Aufforderung des Richters, eventuell Fragen an den Zeugen zu stellen, schreckte Dr. Blum beinah auf. Zu sehr war er in seine Betrachtung vertieft. Diese Frau, wie sie da neben ihrem prahlenden und stämmigen Mann saß, erschien

ihm zusehends rätselhafter. Warum hatte sie den Arzt angezeigt, der ihr über Jahre hinweg aus den Schmerzen geholfen hatte? Welches Verhältnis hatte sie zu ihrem Mann? War sie in ihrer Ehe glücklich?

"Herr Rosing", wandte sich Dr. Blum an den Zeugen, "wann haben Sie Ihrer Gattin zum letzten Mal Blumen geschenkt?"
Das Gesicht des Zeugen war in seiner Verblüffung aufgedunsen wie ein riesiger Kartoffelkloß. Er ließ den Unterkiefer nach unten kippen, dass sich sein Mund wie ein dunkler Luftschacht öffnete. Der Verteidiger, ein Anwalt, der eben sein Referendariatsexamen mit mittelmäßiger Zensur bestanden hatte, ließ seine rechte Hand emporschnellen.
"Erhebe Einspruch, Herr Richter. Diese Frage gehört nicht hierher."
Missbilligend wandte sich der Richter an Dr. Blum.
"Die Verteidigung hat Recht, bitte stellen Sie eine andere Frage."
Dr. Blum nahm die Rüge gelassen entgegen, so als habe er mit ihr gerechnet.
"Warum verdächtigen Sie Ihre Frau des Ehebruchs mit Dr. Wohlrab?".
Nun begann der Zeuge zu schnauben, sein Oberkörper bewegte sich heftig auf und nieder.
"Ich bin doch nicht so naiv und glaube, wie sagt man, an die "ungedeckte Empfängnis".
Alles lachte im Saal schallend auf. Auch Herr Blum konnte sich eines Schmunzelns nicht erwehren.
"Sie meinen wohl, 'unbefleckte Empfängnis'. Aber wir wollen uns hier nicht über Dogmen unterhalten. Warum haben Sie den Arzt im Verdacht?"
"Ein geschleckter, galanter Süßholzraspler ist das, einer, der den Frauen den Kopf verdreht. Und unsereins schuftet von morgens bis abends auf der Baustelle, dann kommt man müde und verdreckt heim - und die Frau hat sich woanders den erotischen Kick besorgt."

Die Zeugenvernehmung ging weiter, plätscherte zwischen Belanglosigkeiten hin und her und steigerte sich nur manchmal zu einem Sturzbach, wenn der Eheherr Rosing in seinen Ausbrüchen beteuerte, dass er sein Herz "auf dem rechten Fleck" habe. Frau Iris Rosing wirkte nach wie vor still und in sich gekehrt, bestätigte alle Fragen des Staatsanwalts, war aber sonst von innerer Unbeweglichkeit wie eine gipsfarbene Madonna. Der Verteidiger, ein süßes junges Milchgesicht, verängstigt wie ein Musterschüler, konnte bei seinem Verhör dem Angeklagten kaum irgendeinen strategischen Vorteil einfahren, allzu verschüchtert und unbeholfen stellte er seine Fragen. Fast war Dr. Blum versucht, ihm, trotz allen Bedenken, den Liebesbrief der Iris Rosing hinüberzuspielen. Aber da geschah etwas Unerwartetes.

Hinter der Rückenlehne des Stuhls, auf dem Dr. Wohlrab als Angeklagter saß, krabbelte eine Wespe herauf und fand zufällig den Weg auf das Jackettrevers des Arztes. Niemand beachtete die krabbelnde Wespe, so dass sie, von allen unbemerkt, ihren Weg fortsetzen und über den Hemdenkragen auf den frisch rasierten Hals des Angeklagten gelangen konnte. Da nun allerdings spürte Dr. Wohlrab das Insekt, grifft mit seiner Rechten instinktiv an die Stelle, wo er das Krabbeln gefühlt hatte, und veranlasste damit die Wespe, ihrem Naturtrieb folgend, ihren Stachel zu betätigen und ihr Gift in die vom Rasieren noch empfindliche Haut hineinzuspritzen. Ein Schrei entrang sich der Kehle des Arztes, denn das Wespengift war so schmerzhaft, vielleicht angereichert durch Insektizide, dass es wie eine Stichflamme in das Bewusstsein des Mannes hineinfuhr. Da er sowieso auf solche Stiche allergisch reagierte, verbreitete sich augenblicklich eine Lähmung auf seine ganze Atem- und Herztätigkeit und, von allgemeiner Bewusstlosigkeit erfasst, schlug er mit seinem Kopf dumpf auf der Sitzfläche der Anklagebank auf, derweil seine Arme in den graumelierten Ärmeln kraftlos hinunter baumelten.

Frau Iris Rosing, die Nebenklägerin, welche den Arzt angezeigt hatte, sprang, wie von einem instinktiven Impuls getrieben, von ihrem Stuhl empor und eilte zu dem ohnmächtigen Arzt. Sie presste ihre Lippen beherzt auf die schon blau anlaufende Stichstelle am Hals und saugte, was ihre Lippen hergaben, das Gift aus der Stichwunde. Dann spuckte sie es aus, so dass sich am Boden ein grünlich schimmernder Auswurf abzeichnete, und saugte weiter, und immer weiter, bis das ganze Wespengift aus der Wunde entwichen war. Alle schauten wie gebannt auf dieses Geschehen.

Nach geraumer Zeit - es mochte vielleicht schon eine Minute vergangen sein - schlug Dr. Wohlrab seine Augen auf.
"Iris, wo bin ich hier?", sagte er, als er Frau Rosing über sich gebeugt sah.
"Wir sind im Gericht, Olaf. Du bist angeklagt. Du hast mich verführt, weißt du es nicht mehr." Iris sprach ihn an, mit dem vertrauten Ton einer Mutter, die am Bett zu ihrem kranken Kind spricht.
"Nein, Iris, nein", stammelte der Arzt, so leise, dass die übrigen Anwesenden ihn kaum verstanden. Der Richter gab dem Staatsanwalt und der Sekretärin ein Zeichen, seine Worte aus nächster Nähe aufzuzeichnen.
"Iris, weißt du denn nicht mehr, wie du reagiertest, als ich dich bei der ersten Untersuchung an deiner verletzten Brust betastete?" Immer noch war der Arzt nur halb bei Bewusstsein, immer noch schien er wie aus einer fernen Traumwelt zu sprechen. "Gestöhnt hast du, ganz leise, und mir gesagt, ich solle dich so berühren, immer fort berühren, denn allzu lange hätte dich niemand mehr berührt. Und wie ich dich dann streichelte, zärtlich und mit sanft wechselndem Druck, wurde dein Schmerz langsam schwächer und wich mit der Zeit ganz, wie von selbst. Die Tabletten, die ich dir danach verschrieb, waren reine Placebo-Pillen, ohne jegliche Wirkung."

Im Saal herrschte knisternde Spannung. Jedermann fühlte, dass hier, wie aus dunkler Quelle, das wahre Geheimnis über diesen Fall enthüllt würde. Herr Rosing, der, wie ein waidwund getroffener Eber, von seinem Platz aus auf den Arzt herfallen wollte, wurde von dem Gerichtsdiener und zwei anderen tatkräftigen Männern, mit Muskelkraft gebändigt und zurückgehalten.

Plötzlich stand Dr. Olaf Wohlrab von seinem Platze auf. Er schien nun völlig sein Bewusstsein wiedererlangt zu haben,

schritt auf den Richtertisch zu und deutete an, dass er eine wichtige Aussage machen wollte.
"Herr Richter, ich bekenne mich schuldig, die Anklagepunkte treffen in allen Dingen zu. Ich habe Frau Iris Rosing verführt und habe mit ihr geschlafen. Ich weiß, als Arzt hätte ich das nicht tun dürfen, vor allem nicht während der Behandlung in der Praxis. Und ich weiß auch, dass ich deshalb wohl um meine Approbation fürchten muss. Aber ... - seien Sie versichert - ich würde wieder so handeln. Denn so, und nur so, konnte ich Iris wirklich helfen. Wissen Sie überhaupt, warum sie sich dieser unverantwortlichen Schönheitsoperation unterzogen hat?" Dr. Wohlrab warf Herrn Rosing einen verächtlichen Blick zu, so vernichtend und hart, dass dieser Blick, wäre er eine blanke Waffe gewesen, Herrn Rosing wie mit Schwerthieben zerfetzt hätte. Danach fuhr er fort, seine Worte langsam setzend: "Wie viele Frauen leben in einer Wüste der Gefühlsarmut. Und wie viele Krankheiten entstehen nur aus bloßem Berührungsdefizit. Ich weiß" - und nun wandte er sich zu Iris - "wer dich zur Anzeige getrieben hat. Aber ich weiß auch, so gut wie du, dass wir uns geliebt haben und immer noch lieben."

Er schaute auf Iris, die wieder auf ihren Platz zurückgekehrt war und deren Augen in Tränen schwammen. Neben ihr saß ihr Mann wie eine Holzmaske, unbewegt und unfähig, die Dinge zu begreifen, die sich im Innern der beiden betroffenen Menschen abspielten. Der Staatsanwalt aber, dessen Gedanken, ohne dass er es wollte, unwillkürlich um seine eigene Frau kreisten, trat zum Richtertisch, griff in seiner Robe nach dem verborgenen Brief und wechselte, den Umstehenden kaum hörbar, ein paar Worte mit dem Richter, des Sinnes, dass er die Anklage zurückziehen wolle.

Das verlorene Gedächtnis

„Einen Herrn Buschle haben wir hier. Aber ob er Oberstudienrat gewesen ist, kann ich Ihnen nicht sagen." Die Ordensschwester warf mir durch das Schiebefenster der Krankenhauspforte einen kühlen Blick zu und fingerte auf der Tastatur ihres Computers.
„Melden Sie sich auf Etage 4, Abteilung 6, dort wird Ihnen nach dem Klingeln ein Pfleger öffnen. Ich gebe telefonisch Bescheid."
Die spröde Sachlichkeit, mit der hier ein Krankheitsfall behandelt wurde, schnürte mir die Kehle zusammen. Herr Buschle, Oberstudienrat Buschle, war nämlich einer meiner früheren Lehrer gewesen und hatte mich in Geographie und Biologie unterrichtet. Ich war damals ein Junge von 11 oder 12 Jahren, der voller Neugier, aber auch mit den üblichen Ängsten vor den alltäglichen Anforderungen des Schullebens in dem kleinstädtischen Gymnasium die Schulbank drückte. Nun war dieser frühere Lehrer in der Psychiatrischen Anstalt unserer nahgelegenen Kreisstadt interniert, wie ich durch Zufall erfahren hatte, und ich wollte ihn ganz spontan besuchen.

Ich stieg die Treppen empor, denn ich fuhr nicht gerne Aufzug. Etwas keuchend kam ich in der vierten Etage an und drückte, wie geheißen, auf den Klingelknopf. Ein leises Surren ertönte und wenige Augenblicke später sprang die Tür nach innen auf und ein Pfleger stand vor mir. Herrgott, war das ein Herkules! Er maß weit über 1,80 und unter seiner weißen Berufskleidung konnte man auffallende Muskelpakete erahnen, sein kastenförmiger Brustkorb und seine stämmigen Oberschenkel zeichneten sich deutlich ab. Ich fühlte beim Anblick dieses Mannes eine unwillkürliche Angst. Sein Gesicht hatte eine ovale Form und die Bezeichnung „Eierkopf" schien auf lächerliche und zugleich fürchterliche Art auf ihn zuzutreffen. Seine Augen waren wässerig blau, die Stirn glänzte, als sei sie geölt, sein Schädel entbehrte jeglichen Haarwuchses. Dafür sprossen gut sichtbar blonde Stoppeln auf Wangen und Kinn hervor, die jedes Mädchen vor einem Kuss hätten zurückschaudern lassen.

„Sie wollen Herrn Buschle sprechen?“ sagte er leise, beinah behutsam und ein überlegenes Lächeln glitt über sein Gesicht. „Kommen Sie, ich führe Sie zu ihm.“
Mir war, als ob ich, wie von magischem Zwang getrieben, hinter ihm hergehen müsste. Ich folgte seinen Schritten, als würde ich zur Schlachtbank geführt. Mein Magen revoltierte etwas und sandte säuerliche Geschmackswellen in meinen Gaumen.
„Hier sind wir! Da ist Abteilung 6.“ Der Pfleger war stehengeblieben und öffnete eine weitere Tür, die in einen langen Gang führte, der nur von künstlichem Licht spärlich beleuchtet war.
„Dort hinten ist es, Raum 17. Sie können selbst hingehen und klopfen. Herr Buschle ist mit zwei weiteren Patienten in einem Raum. Ich verlasse Sie nun und schließe hier wieder ab. Wenn Sie hinauswollen, dann drücken sie auf diesen Knopf.“
Damit deutete der Pfleger mit vorgestrecktem Zeigefinger auf eine weiße Klingel, die sich auf der porösen Raufasertapete wie ein kleiner Pilz erhob, als sei er erst vorige Nacht aus feuchtem Boden aufgeschossen. Alsbald war der Pfleger wieder verschwunden, während die Tür mit einem Schlag ins Schloss fiel.

Nun war ich mir selbst überlassen in dieser Sphäre verlorener und verlassener Menschen, denen ihr verdunkelter Sinn nur noch ein schattenhaftes Leben am Außenrande der Gesellschaft ermöglichte. Ich rang nach Atem, denn mein Herz pochte rascher und gab mir ein bedrängendes Gefühl. Links und rechts auf dem Gang standen Irre, die mich mit blödem Blick anstarrten, dazu auch manchmal seltsame Gebärden machten, als wollten sie mich zu sich einladen, und dann gurgelnde Laute ausstießen, aus denen nur einzelne verstümmelte Wörter mühsam erkennbar waren. Ich wusste nicht wohin mit meinen Augen. Mir war, als sollte ich meine Blicke rücksichtsvoll zurückhalten, und konnte doch nicht vermeiden, alle diese erbärmlichen Kreaturen anzuschauen. Als geistig Gesunder ging ich mitten auf dem Gang durch die Patienten, als ob ich Spießruten liefe. Nach wenigen Sekunden, die mir unendlich lange vorkamen, hatte ich endlich die Türnummer 17 erreicht und klopfte zaghaft.

Ich musste mehrmals klopfen, denn zunächst reagierte niemand hinter der Tür. Schließlich hörte ich ein schwaches „Herein“ und drückte vorsichtig die Klinke hinunter. Sofort erkannte ich Herrn Buschle, meinen ehemaligen Lehrer, wieder, obwohl er sichtlich gealtert war. Tiefe Furchen durchzogen sein Gesicht, die Wangen hingen schlaff herunter, aber über Tränensäcken leuchteten noch seine gütigen Augen, die mir damals schon als Schüler aufgefallen waren. Er musterte mich einige Sekunden, dann begannen seine Augen zu strahlen.
„Ach, Sie, Daniel, wie schön, dass Sie mich besuchen!“
„Ich habe leider erst vor kurzer Zeit zufällig erfahren, dass Sie hier sind. Sonst hätte ich Sie früher besucht.“
„Ja, meine Frau Adelgunde hat mich eingewiesen.“ Herrn Buschles Lippen bekamen plötzlich einen kleinen Zug von Bitterkeit.
„Warum sind Sie hier? Was fehlt Ihnen? Sind Sie krank?“ Ich schaute ihn direkt an. Er wich meinen Blicken aus, als würde er sich schämen. Er verschränkte seine Hände ineinander und ließ seine Finger leicht knacken. Ich sah wieder, dass ihm zwei Finger an der rechten Hand fehlten. Eine Kriegsverletzung, wie wir damals als Schüler schon alle wussten.

„Eigentlich fehlt mir nichts. Und doch kann ich nicht ruhig leben. Ich kann nicht mehr schlafen. Die Erinnerungen an Kriegserlebnisse bedrücken und verfolgen mich jede Nacht. Es wird immer stärker, immer schlimmer.“
Bei diesen Worten überkam ihn ein leichtes Zittern, das von den Händen in die Arme und durch den ganzen Körper lief, als stünde er unter leichten Stromschlägen.
„Da sind sie wieder da, aufgerissene Augen, schreckverzerrte Münder, emporfahrende Arme, und dann immer wieder die fallenden Körper in der aufspritzenden Erde, junge Körper, deren milchig weiße Gesichter noch im Tode zucken und mich aus hilflos fragenden Augen anstarren. - - - Ach, Daniel, ich kann diese Gesichter nicht vergessen. Jede Nacht kommen sie und scheuchen mich aus meinen

Träumen empor. Dann erwache ich mit rasendem Herzen. Schweißüberströmt stehe ich auf, gehe ins Bad, wasche mich und versuche mich zu beruhigen. - - - Und so geht das nun schon viele Jahre.“

Herr Buschle war bei diesen Worten, die stoßweise aus ihm hervorquollen, in sich zusammengesunken, und ich konnte ihn gerade noch mit meinen Armen auffangen, sonst wäre er der Länge nach auf den frisch gebohnerten Fliesengang hingeschlagen.
„Aber, Herr Buschle! Beruhigen Sie sich. Sie müssen ruhig werden. Sie selbst sind nicht schuld am Krieg. Sie mussten schießen, sonst hätte man sie erschossen. Das wissen doch alle. Einem Menschen in Uniform sind doch alle Fluchtwege verbaut. Nach hinten darf er nicht, sonst erschießt man ihn als Deserteur, nach vorne kann er nicht, denn da rennt er in die Gewehrläufe des Feindes. Es trifft Sie doch keine persönliche Schuld. Das werden Ihnen alle bestätigen.“ Ich hatte langsam und eindringlich gesprochen, ein wenig flüsternd, denn ich wollte nicht, dass die anderen Heiminsassen auf uns aufmerksam würden. Herr Buschle hatte sein Gesicht an meine Brust gelehnt und seufzte, stöhnte und weinte.

„Alle sagen das, alle, und doch muss doch jemand schuld gewesen sein. Ich hatte mein Maschinengewehr vor mir aufgebaut und wartete im Gefechtsstand auf den Feind. Da stoben sie aus dem Wald hervor, eine ganze Einheit junger russischer Kadetten, von einem alten Offizier, einem Haudegen mit Schnauzbart und Nickelbrille, nach vorn getrieben. Ich erkannte durch meinen Feldstecher, den ich stets benutzte, dass es sich um ganz junge Rekruten handeln musste. Aber ich musste abdrücken, mir blieb keine andere Wahl. Und so sandte ich mehrere Salven über die feindliche Kolonne und mähte sie nieder. – Danach hat man mich dekoriert. – Aber noch höre ich den Leutnant sprechen. Seine Stimme überschlug sich vor falschem Pathos, und in seinen Augen schimmerten Tränen, von denen ich nicht wusste, wie ich sie deuten sollte.“

Herr Buschle hatte sich frei geredet. Er konnte nun wieder ruhiger atmen. Sein Anfall war vorbei. Ich fasste ihn unterm Arm und wir gingen ins Freie, in den Park der Heilanstalt. Der Pfleger hatte uns nach dem Klingelzeichen geöffnet und schaute mit ironisch verächtlichem Lächeln auf den Patienten.
„Schnappen Sie, Herr Buschle, schnappen Sie Luft. Das tut sogar jedem greinenden Hündchen gut. Schnappen Sie, schnappen Sie Luft. Und versäumen Sie nicht die Zeit des Abendbrotes. Sie wissen, um 18 Uhr ist allgemeine Fütterung."

Mich fror bei diesen Worten. Um Gottes Willen, dachte ich, wer ist denn hier der Kranke und wer der Normale? Mein alter Lehrer litt an seinen Gewissensbissen und diese weißen Herkulesse redeten daher wie psychische Rohlinge.
Im Park erzählte ich meinem Lehrer von einer neuen Entdeckung amerikanischer Ärzte. Diese beschäftigten sich mit der Gedächtnisforschung. Man habe entdeckt, dass ein Enzym-Molekül namens Protein Kinase M zeta, kurz PKMzeta, für die Erinnerung eine wichtige Rolle spiele. In Tierversuchen habe man Ratten einen Hemmstoff gegen dieses Molekül in den für die Erinnerung wichtigen Hippocampus injiziert. Es handele sich um den Hemmstoff ZIP, genau gesagt um den Stoff Zeta Inhibitory Peptide. Die Ratten, die vorher gelernt hätten, Stromschlägen auf einer laufenden Platte auszuweichen, seien nach dieser Injektion wieder in den elektrisierten Bereich gelaufen. All ihr angelerntes Erfahrungswissen hätten sie vergessen. Und das bei den so hochintelligenten Ratten.

Als ich Herrn Buschle das alles erzählte, horchte er interessiert auf. Man sah ihm an, dass er früher Naturwissenschaftler gewesen war und dass ihn all die Neuigkeiten aus diesem Wissensfeld nach wie vor interessieren und faszinierten. Man erkannte an seinen Blicken, dass er verstanden hatte, was ich ihm sagte.
„Ja, und wie ist es mit dem Erinnerungsvermögen insgesamt? Vergisst man alles andere auch?"
„Das Gehirn, sagte ich, werde offenbar nicht geschädigt. Die Ratten sind nach wie vor in der Lage, neue Dinge wie-

der neu zu erlernen. Wie bei einem Computer, von dem Daten gelöscht wurden, können neue unbeschadet wieder aufgeladen werden."
„Das ist ja ganz erstaunlich! Ja, das könnte mir vielleicht helfen, mich von meinen traumatischen Erinnerungen zu befreien." Nun geriet Herr Buschle in Feuer, in seiner Begeisterung hatte er eine beschleunigte Gangart angenommen.
„Aber, Herr Buschle, rennen Sie doch nicht so, ich komme ja kaum mehr mit." Aber nach meinen Worten schien er um Jahre verjüngt.

„Ich muss nach Amerika! Ich muss zu diesen Forschern! Sie müssen mir die Injektion verabreichen. Ich stelle mich als Versuchskaninchen zur Verfügung, wenn es sein muss." Und Herr Buschle ließ nicht locker, bis ich ihm die Internetseite diktiert hatte, aus der ich diese Informationen selbst entnommen hatte. Dann wollte er allein sein, er schickte mich fort, er vergaß sogar, sich für meinen Besuch zu bedanken. Er müsse schreiben, nach Amerika, er müsse schreiben, sich bei den Ärzten anmelden. Die Zeit dränge, denn er könne so nicht mehr weiter leben.
Mir war seltsam zumute, als ich die Psychiatrische Klinik verließ. Ich wusste nicht, was ich angerichtet hatte und hatte Angst um diesen Mann, dessen Schicksal mir nun am Herzen lag.

Einige Monate waren seit diesem denkwürdigen Krankenbesuch vergangen, als ich zufällig in der Rubrik „Aus aller Welt" einen kurzen Artikel fand über einen merkwürdigen Fall eines künstlich herbeigeführten Gedächtnisverlustes.

„Vor einigen Wochen haben amerikanischen Ärzte in dem Downstate Medical Center in Brooklyn einen traumatisch gestörten deutschen Patienten behandelt und ihn durch Injektionen eines neuartigen Impfstoffes von seinen Kriegstraumata befreien können. Allerdings hätten diese Injektionen bei diesem Patienten zu einem generellen Gedächtnisverlust geführt. Zwar könne der Mann noch schwimmen, laufen, Rad fahren, aber er wisse zum Beispiel nicht mehr, wer ihm das alles beigebracht habe. Er rede Wörter durch-

einander, in seiner eigenen Muttersprache, ohne dass diese einen Sinn ergäben. Er könne niemanden mehr wiedererkennen, auch seine engsten Angehörigen nicht. Aber seine traumatischen Schlafstörungen seien verschwunden und er erfreue sich körperlich einer ausgezeichneten Gesundheit. Alle neuen Informationen, wie zum Beispiel den Speiseplan des Frühstücks, könne er indessen gut behalten. Auch habe man ihm wieder beibringen können, dass runde Münzen und ausgedruckte Geldscheine einen bestimmten praktischen Wert für das Einkaufen besäßen. Nur sei es ihm bis jetzt nicht möglich, Dinge sinnvoll in einem Geschäft einzukaufen. Denn er könne nicht sagen, wozu man die einzelnen Waren brauchen kann. Im Grunde sei er ein hilfloser Krüppel, der ohne Unterbrechung betreut werden müsse. Die amerikanischen Ärzte beteuerten, dass sie diesen Mann nur deshalb geimpft hätten, weil er sich freiwillig der Wissenschaft zu Versuchszwecken zur Verfügung gestellt habe.“

Das Lebkuchenherz

"Wer das Scheiden hat erfunden,
hat an Liebe nicht gedacht."

In dichten Flocken fiel erster Schnee vom Himmel. Es war erst Mitte November und daher für den Wintereinbruch noch etwas früh. Doch hatte die Natur alle Farbe verloren und schien auf die schützende Schneedecke zu warten. Ein kleines Mädchen ging durch die Straßen der Kleinstadt, das puppenartige Köpfchen in dichten Pelz eingemummt. Es mochte vielleicht acht Jahre alt sein, und wer genauer hinsah, konnte in den klaren, wasserblauen Augen eine verstohlene Träne entdecken. Denn die Eltern hatten sich am Vorabend heftig gestritten, sich Ausdrücke an den Kopf geworfen, die den letzten Rest ihrer Liebe zerstören mussten. Ein Kind fühlt mit feinen Antennen, wo ein Streit anfängt, ernst und endgültig zu werden. Hier, das wusste das Mädchen, lag Versöhnung in weiter Ferne. Es drohten Trennung, Spaltung, Scheidung.

Das Mädchen, nennen wir sie Anita, schaute in die Auslagen der Geschäfte und betrachtete voller trauriger Verwunderung die Preisschilder, auf denen Zahlen standen, die sie nach dem gegenwärtigen Stand ihrer Rechenkenntnis nicht einmal aussprechen konnte. Ihre Hand drehte in der Manteltasche einige Münzen, die sie heute Morgen dem Sparschwein entnommen hatte. Der Schlag mit dem Hämmerchen war ihr schwer gefallen, zu sehr liebte sie die glücklichen Augen des Schweinchens. Nun lagen dessen Scherben im Abfalleimer. Aber was waren Scherben eines Sparschweins gegenüber dem gewaltigen Scherbenhaufen einer zerbrochenen Familie! Noch bildete sie ein Ganzes, aber Anita wusste, dass kräftige Risse durch sie hindurchgingen.

Sie war ein Kind und wollte zum Guten helfen, wusste aber nicht, wie sie es anstellen sollte. Da erblickte sie im Schaufenster einer Bäckerei ein großes Lebkuchenherz mit einer aus Zuckerguss aufgetragenen Schrift "Ich liebe dich". Acht Mark fünfzig kostete dieses Herz, sie hatte nur sechs. Trotzdem betrat sie mutig den Laden und stellte sich hinter

den Frauen an, die für den Sonntag ihre Einkäufe machten. Als sie an der Reihe war, zeigte sie auf das Herz und sagte: "Ich hätte gern dieses Herz, aber mir reicht das Geld nicht ganz."
"Ja, dann musst du eben ein kleineres nehmen", erwiderte die Verkäuferin freundlich.
"Ich brauch' aber das große", sagte das Mädchen mit fester Stimme.
Die Leute im Laden wurden aufmerksam. Eine Frau hinter ihr sprach sie an:
"Wozu brauchst du denn das große Herz?"
"Dieses Herz soll meine Familie retten. Meine Eltern haben sich gestritten und wollen einander verlassen." Das Mädchen fing an zu weinen.
"Nun, dann geben Sie ihr schon das Herz", sagte die Frau zur Verkäuferin, "den Rest bezahle ich."
"Oh, danke!" rief das Mädchen aus und streckte seine Ärmchen empor, um die Frau zu umarmen. Diese fühlte einen Stich in ihrem Innern, denn ihr wurde bewusst, dass ihre eigenen Kinder sie schon lange nicht mehr umarmt hatten. Die Verkäuferin holte das Herz von der Regalwand und schlug ein dünnes Papier darum. Dann reichte sie es dem Kind, nahm das Geld von beiden Kunden in Empfang, kleine Münzen, die aber schwer wogen wie Gold.

Anita ging hüpfenden Schrittes nach Hause. Fast wäre sie einmal hingefallen, denn der Schnee hatte auf dem Bürgersteig schon eine dichte Schicht gebildet, welche von Fußgängern an gewissen Stellen glattgetreten war. Zu Hause schlich sich Anita an den Eltern vorbei, die für sich allein in verschiedenen Räumen irgendwelchen unnötigen Tätigkeiten nachgingen. In ihrem Zimmer packte Anita das Lebkuchenherz aus und betrachtete es selig, als sei mit ihm ihr eigentliches Ziel schon erreicht. Dann fiel ihr ein, dass die Inschrift ja gar nicht passte. Sie wollte es doch beiden Eltern schenken, und deshalb musste es heißen: "Ich liebe Euch". Aber wie kann man eine Schrift aus Zuckerguss korrigieren?

Schließlich nahm sie ein Stück Papier, schnitt mit der Schere ein Rechteck aus, vier bis sechs Zentimeter groß, dann schrieb sie mit einem roten Filzschreiber in Großbuchstaben das Wort "Euch" darauf. Anschließend nahm sie vier Gummibärchen, die sie aus dem Geschenkvorrat von ihrer Oma noch besaß, und befestigte das Papierviereck jeweils an den Ecken mit einer Stecknadel und einem Gummibärchen. Wie sie fertig war, betrachtete sie voller Stolz ihr Erzeugnis. Es sah wunderlich aus. Vier Gummibärchen bildeten eine Leibgarde um das bedeutungsvolle Wort "Euch".

Anita rief nach ihren Eltern. "Kommt, ich hab was für euch. Kommt schnell." Der Ruf musste so eindringlich gewirkt haben, dass die Eltern schnurstracks ins Kinderzimmer eilten. Anita stellte sich vor sie hin und hielt ihnen das Lebkuchenherz entgegen. "Das hab ich für euch, und ihr sollt wieder lieb sein zueinander." Anitas Augen waren durchaus ernst und gingen von der Mutter zum Vater. Diese waren verwundert, überrascht, ja fassungslos, dann lachten sie herzlich über die verbesserte Inschrift, über die Gummibärchen und drückten abwechselnd ihr Kind an die Brust. Anita aber flüsterte jedem der Elternteile dieselben Worte ins Ohr "Ich brauch euch doch beide."

Die Eltern gingen in ihre Zimmer zurück und stellten ihre Koffer wieder beiseite. Für den Nachmittag wurde ein gemeinsamer Spaziergang geplant, ein Bummel durch Spielwarengeschäfte, denn sie wollten ihrem Kind etwas schenken. Anschließend würden sie in einem Café einkehren zu einer heißen Schokolade und einem Stück Kuchen. Für den Rechtsanwaltstermin um 17 Uhr, das dachten beide, ohne ein Wort zu sagen, würde es trotzdem noch gut reichen.

Die Ballonfahrt

Mit der Angst war sie verheiratet. Ein Drittel von allem, was sie dachte, fühlte und plante, war aus Angst geboren. Angst vor dem Ungewissen, Angst vor schweren Entscheidungen, Angst vor eigenem Versagen. Melanie, 32jährig, ledig, etwas pummelig, unbedeutende Sekretärin, war in der Tat ein furchtsames Geschöpf. Als ihr sympathischer Arbeitskollege Herbert sie einmal zum Ausgehen einlud, blieb sie ihm die Antwort schuldig, ließ ihn stehen und machte auf dem Absatz kehrt. Ihr rundliches Gesicht war nicht sonderlich auffallend, aber ihr mittelbraunes Haar floss ihr weich und locker um die Stirn, und die Augen erinnerten an Veilchen. Sie war eine stille Schönheit, ein verborgenes Schneewittchen, das nur darauf wartete, entdeckt zu werden.

Einen Kreuzworträtselwettbewerb hatte sie gewonnen. Und eine Ballonfahrt war der Preis! Dergleichen hätte sie sich nie gewünscht, nie hätte sie sich zu solchem Wunsche verstiegen. Welch ein Hallo im Betrieb! Alle Kolleginnen und auch ihr Chef, die sie sonst kaum eines aufmunternden Wortes würdigten, beglückwünschten sie und redeten ihr lebhaft zu, diesen Preis doch ja nicht auszuschlagen.

- Das ist eine einmalige Gelegenheit, so etwas bekommst du nie wieder. Da musst du unbedingt mitmachen. Außerdem, wenn man die Welt von oben sieht, ist man schon halb im Himmel.

Vor drei Stunden war sie, nicht weit von Friedrichshafen, in den Ballon gestiegen, zitternd und zagend, unter tatkräftiger Mithilfe eines jungen Mannes, des Ballonkapitäns Sven, dessen muskulöse Arme ins Auge fielen und der ein sieghaftes Lächeln im Gesicht trug, entwaffnend und selbstsicher. Übrigens war noch eine weitere Dame mit von der Partie, eine Adlige, Adelgunde von Zahnd, die die andern beiden kaum eines Blickes würdigte.

- Ach Gott, sind wir schon so hoch! Wie schön ist doch die Welt, wenn sie uns zu Füßen liegt?

Mit näselnder Stimme sagte sie das, als Sven bereits erste Sandsäcke abgeworfen hatte, um dem Wasserstoffballon den nötigen Auftrieb zu geben. Melanie stand furchtsam daneben und wusste nicht, wie ihr geschah.

- Schauen Sie, dort oben ist der Korbring, und unten am Ballon sehen Sie den Füllansatz. Daraus strömt das leichtere Gas, wenn es sich bei steigender Höhe ausdehnt. Und diese Leine, die ich hier in der Hand halte, geht durch den Füllansatz nach oben zum Ventil, dem höchsten Punkt unseres Ballons.

Melanie lauschte angestrengt Svens Worten, nickte beeindruckt und versuchte, nach oben zu schauen. Es gelang ihr kaum, denn sofort erfasste sie leichter Schwindel. Sven legte seinen rechten Arm um ihre Schultern, da Melanie blass wurde und umzukippen drohte.

- Na, fallen Sie mir nicht um. Bleiben Sie aufrecht. Solang ich dabei bin, kann nichts passieren.

Seine Stimme war sanft und beruhigend.

- Wenn wir landen wollen, muss ich diese Leine, die Ventilleine, betätigen, dann öffnet sich das Ventil und ein wenig Gas kann nach oben entweichen, so dass wir im Verhältnis zur Luft schwerer werden und ganz langsam sinken. Ganz langsam.

Mit großen Augen hatte Melanie zugehört und erkundigte sich interessiert und brav.

- Wozu ist dann die andere Leine?
- Ja, die Reißleine, die ist ganz wichtig. Mit ihr reiße ich, kurz vor dem Aussteigen, die Reißbahn los, damit der Wasserstoff schnell entweichen kann und der Ballon schlaff wird und nicht wieder vom Wind empor getragen werden kann. Sonst, wer weiß, wo wir dann landen. Vielleicht im afrikanischen Dschungel oder unter den Pyramiden.

Svens weiße Zähne bleckten sie an, siegessicher.

- Warum machen Sie mir Angst, sagte Melanie, die nun tatsächlich zitterte und bebte.
- Schon gut, es passiert ja nichts. Solange ich dabei bin.

Und dann fuhren sie über die wellige Landschaft Oberschwabens, sahen unter sich weitgedehnte Obstplantagen, Getreidefelder und Viehweiden. Schließlich erreichten sie den Bodensee, dessen Wasserfläche in der Abendsonne funkelte und glitzerte. Segelboote tummelten sich in friedlicher Fahrt, nur manchmal aufgeschreckt von daher schießenden Motorbooten, die eine schäumende Wasserspur hinter sich ließen.

- Um Gottes willen, ich kann nicht schwimmen!, entrang es sich seufzend aus Melanies Brust.
- Ja, dann statten wir dem Seekönig einen Besuch ab. Der hat was übrig für anschmiegsame junge Frauen.

Sven gefiel sich sichtlich in der Rolle des Kavaliers, der lockere Sprüche klopfte und ein wenig mit der Angst des ältlichen Mädchens spielte, das ja nun ganz in seiner Gewalt war. Denn die dritte im Korb, die adlige Adelgunde, zählte ja nicht. Übrigens wandte sie sich angewidert ab. Für derlei Sprüche hatte sie nämlich kein Verständnis.

In kurzer Zeit waren sie schon weit gefahren. Friedrichshafen war ihren Augen entschwunden. In der Ferne ahnte man schon die andere Seeküste mit der altehrwürdigen Stadt Konstanz, die Blumeninsel Mainau davor gelagert. Eigentlich ging sie ja recht schnell vonstatten, diese Ballonfahrt. Nach zwei Stunden Fahrzeit war die Landung vorgesehen, irgendwo auf freier Wiesenfläche.

Da allerdings geschah ein unvorhersehbares Malheur, mit dem niemand rechnen konnte. Sven zog, wie gewohnt, an der Ventilleine, leichtes Gas entströmte, der Ballon sank ganz langsam, schwebte zur Erde nieder, setze, ohne allzu starken Ruck, mit seinem Korb auf einer Wiese auf. Zuerst half Sven der anspruchsvollen Adelgunde beim Aussteigen. Denn sie wollte er am schnellsten los werden. Sie war ja wirklich nur ein Fliegengewicht. Er fasste sie und hob sie mühelos über den Korbrand. Dann zog Sven, wie gewohnt, an der Reißleine, so fest er konnte, seine sonnengebräunten Bizepsmuskeln schimmerten dabei in der Sonne. Er war sich dieses Handgriffs sehr sicher, denn oft schon hatte er ihn ausgeführt. Während er zog, sprang er selbst über den Korbrand, warf sich auf den Boden, um so die Reißbahn desto rascher herunterzuziehen. Eigentlich war das gegen die Vorschrift und er hätte das durchaus nicht tun müssen. Es war nur ein alter Zirkustrick, mit dem er weiblichen Fahrgästen ein wenig Angst einjagen und ihnen imponieren wollte. Doch da passierte es. Die Leine riss, vermutlich oben an ihrer Verankerung. Die Reißbahn löste sich keineswegs, wie sie hätte tun sollen, sondern haftete am Ballontuch, als sei sie daran angewachsen. Im gleichen Augenblick kam eine Windböe und hob den Ballon in die Höhe, in dessen Korb Melanie, von Sven, Gott und der Welt verlassen, sich nun alleine befand. Das ging alles so schnell, dass es ihr kaum zu Bewusstsein kam und sie ihre Lage erst recht erfassen konnte, als sie, hoch oben, im Ballonkorb stehend, schon wieder über den Wassern des Bodensees schwebte. Weit unter sich erkannte sie von ferne zwei Gestalten, den Ballonkapitän Sven und Adelgunde, die gestikulierten, winkten und dem Ballon nachsahen.

Melanie war nun allein im Ballonkorb, allein mit sich und ihrem Schicksal. Sie schaute angestrengt nach unten zu den beiden winkenden Gestalten, die indes immer kleiner wurden, so klein wie Ameisen. Ihr schien, als würden sie verzweifelt in verschiedene Richtungen rennen, vielleicht um Hilfe zu holen. Melanie wurde sich langsam bewusst, dass sie an ihrem Missgeschick gar nichts ändern konnte. Zwar hatte ihr Sven zuvor das Nötigste über Ballonfahrt erklärt, aber sie hatte nur halb zugehört und nur wenig verstanden. Nun schaute sie um sich, sah ein paar Sandsäcke, nicht mehr viele, sah einige Seile und Tauenden, die verknotet am Korbboden umherlagen. Oben erkannte sie den Korbring, darüber die Füllöffnung, und ein schmieriges Fließen in der Luft schien darauf hinzudeuten, dass im Balloninnern, erkennbar durch die kleine runde Öffnung, ein leichteres Gas als Luft sich bewegte und seltsame Lichteffekte erzeugte. Und plötzlich packte Melanie eine fürchterliche Angst, dieses Gas könnte nach unten entweichen und der Ballon in das Wasser stürzen. Aber nein, was hatte Sven erklärt? Leichtere Stoffe, gasförmige, strömten nur nach oben, nicht nach unten. Wenn das stimmte, dann hatte sie zunächst nichts zu befürchten.

Melanie schaute nach unten. Das Seeufer war nun schon sehr weit entfernt. Sie befand sich mitten auf dem Bodensee. Ihr schien, als ob auch die Zahl der Segelboote abgenommen hätte. Das war ja kein Wunder, die Uhr ging auf die Abendstunden zu, und die Sonne war bereits im Westen verschwunden. Nur noch dämmeriges Licht lag über der Welt. Wie sollte es mit ihr weitergehen? Melanie begann plötzlich zu frieren und fühlte eine tödliche Kälte an sich empor kriechen. Bald würde es unweigerlich Nacht werden. Und was wäre, wenn der Ballon mit fortschreitender Zeit doch seinen Auftrieb verliert und ins Wasser sinkt? Sie konnte nicht schwimmen. Damals hatte sie Angst, in der Schule. Wieder sah sie sich als Schülerin im Badeanzug. Wieder roch sie das gechlorte Wasser. Schwimmlehrer Biblon wollte sie damals ins große Becken stoßen, weil sie sich nicht zu springen traute. Sie begann zu schreien, als würde ein Tiger sie verfolgen. Schließlich mischte sich der Bademeister ein. "Nun lassen Sie doch das Mädchen! Es wird sich schon noch trauen." Ihr dünnes Kinn zitterte vor Angst, Tränen liefen ihr die Wangen herunter, schließlich erbarmte man sich ihrer. Sie kam ums Schwimmen herum. Nun fühlte sie jene Angst wieder in sich aufsteigen, die Angst, sich ins Tiefe, ins Ungewisse zu wagen. Und immer dunkler wurde es um sie herum. Vom fernen Ufer her waren nur noch wenige Lichter schwach erkennbar, vereinzelte Lichtpunkte, vielleicht ferne Schiffen, lagen auf dem Wasser und bewegten sich langsam.

Melanie begann zu weinen, dann verzweifelt um Hilfe zu rufen, so laut sie konnte. Sie schrie sich die Kehle heiser, aber dann fühlte sie, dass es zwecklos sei, weil sie doch niemand hören würde. Sie warf sich auf den Boden des Korbes und hüllte eine Wolldecke, die zufällig auch vorhanden war, über ihren Kopf. Für einige Augenblicke tat ihr das Dunkel gut. Aber allmählich spürte sie, dass auch das keine Lösung war. Fieberhaft begann sie zu überlegen, was sie zu ihrer Rettung tun könnte. In diese Wolldecke würde sie sich hüllen, dann könnte sie im kalten Seewasser, wenn je der Ballon über Nacht sinken würde, doch noch länger überleben, bis vielleicht Hilfe käme, im Morgengrauen. Und mit der Zeit begriff Melanie, wie lange so eine Nacht sein konnte. Wie endlos lange. Und plötzlich tauchten vor ihrem Innern Erinnerungen an Begebenheit auf, an Situationen, in denen sie vor Angst gewürgt wurde. Wieder sah sie die Kinderbibel, auf deren letzter Seite das Jüngste Gericht abgebildet war. Ganz unten links, umgeben von Feuerzungen, saß der Teufel, ein widerwärtiger Satan, mit Flammenaugen wie glühende Kohlen. Mit ihrer großen Schwester teilte sie das Schlafzimmer. Unter deren Bett stand ein Koffer mit Metallverschluss. Oft träumte ihr, dort unter dem Bett sitze der Satan, der Metallverschluss des Koffers funkelte wie die glühenden Augen auf dem Bild. Erst nach einiger Zeit merkten die Eltern, warum Melanie so oft verschwitzt und verheult zu ihnen ins Bett gekrochen kam. Der Koffer wurde entfernt, die Betten umgestellt und Melanie fand langsam wieder zu ihrem ruhigen Schlaf. Und da sah sich Melanie plötzlich auf dem Schulhof, umgeben von einem Kreis gleichaltriger Mädchen. Alle redeten auf sie ein, sie solle doch auch mitmachen. Das Baumhaus sei irre, dort oben wolle man sich treffen, hoch auf den schaukelnden Ästen der dreihundert Jahre alten Eiche. Melanie fühlte in sich die brennende Gier, die Strickleiter hinaufzuklettern, in kurzen Shorts, barfüßig, und mit ihren Freundinnen zusammen, Schenkel an Schenkel, dort oben zu sitzen und Seemannslieder zu singen, "Wir lagen vor Madagaskar". Aber, sie hatte Angst. Übrigens konnten sie auch ihre Eltern mühelos von der Gefährlichkeit dieses Unternehmens überzeugen. Und so sagte sie, kleinlaut, den andern, da wolle und könne sie nicht mitmachen. Vielleicht später einmal, aber jetzt noch nicht. Noch sah sie die spöttischen Grimassen ihrer Mitschülerinnen.

- Transuse, dich können wir nicht brauchen. Kriech hinter den Kachelofen. Dort kann dir nichts passieren.

Melanie spürte in ihrem Herzen wieder die Stiche des Spotts und aber auch ihre eigene Unzufriedenheit mit sich selbst. Als das Abitur näherrückte, machten alle Pläne, was sie studieren und wohin sie zur Ausbildung gehen wollten. Damals schob sie diesen Gedanken immer vor sich her wie eine ganz unangenehme Arbeit, an die sie nicht heran wollte. Schon die großen Formulare, die man ausfüllen musste, zur Bewerbung um einen Studienplatz, verursachten ihr Horror und Brechreiz. Hinzu kam, dass ihre eigene Mutter von einer depressiven Stimmung in die andere fiel, bei dem Gedanken, ihre Tochter könnte sie nun für immer verlassen. Schließlich besorgte ihr der Vater, der dem unerträglichen

Zustand bei sich zu Hause ein Ende setzen wollte, eine Ausbildungsstelle als Sekretärin bei einem kleineren Unternehmen. Obwohl sie insgeheim doch alle ihre Gleichaltrigen beneidete, welche Koffer packten und in die Fremde zogen, war es ihr doch auch sehr recht, bei ihren Eltern zu Hause bleiben zu können. In dem Betrieb, wo sie arbeitete, schätzte man sie wegen ihrer Gewissenhaftigkeit und Zuverlässigkeit.

- Wollen Sie mich auf die Messe begleiten? Sie müssten allerdings auch englisch und französisch korrespondieren. Aber das können Sie doch, von der Schule her.

Ihr Chef, Dr. Stiefelhofer, meinte es ernst. Aber sie lehnte sofort ab, von panischer Angst befallen. Diese ablehnende Reaktion kam so spontan, dass ihr Chef sie nicht umzustimmen suchte. Ihre Kollegin fuhr mit auf die Messe.
Melanie schwankte. Ein kühler Nachtwind war aufgekommen und schaukelte den Ballonkorb hin und her. Sie fröstelte. Allmählich begann Melanie zu begreifen, wo der eigentliche Grund ihrer Angst lag, nämlich in der Angst vor ihrem Tod, vor dem Sterben, dem Untergang. Mit bitterer Klarheit setzte sich dieser Gedanke in ihrem Bewusstsein fest: die Angst vor dem Tod ist die Grundlage einer jeden Angst überhaupt. Und tief unten schwappte das Wasser. Es gab wohl schon hohe Wellen. Der See tanzte.

Es war völlig dunkel geworden. Kaum war mehr irgendwo ein Licht erkennbar. Nur undeutlich hörte sie manchmal das Aufschlagen und Klatschen des Wassers. Ach, würde sie es doch überhaupt nicht hören. Ihr war, als sei das Wasser schon bedrohlich nahe. Und nun überkam sie die jüngste Erinnerung, die kaum ein paar Wochen zurücklag und bitter in ihrer Seele aufstieß. Herbert, der sympathische Stefan, den sie eigentlich mochte und gern zum Freund gehabt hätte, hatte sie zum Essen und Tanzen eingeladen. Und sie hatte abgelehnt. Sie hätte sich danach ohrfeigen können, so unglücklich und unzufrieden war sie mit sich selbst. Als er sie ansprach, zuvorkommend, höflich, schoss in ihr eine jähe Freude auf, ein inneres Sieges- und Glücksgefühl, das sie in dieser Art noch nie erlebt hatte. Aber zugleich fürchtete sie sich vor dem fremden Mann und auch vor ihrem

eigenen, leicht erregbaren Gefühl, vor ihrer eigenen Schwäche, die sie mit Sicherheit befallen würde, läge sie nur erst einmal in den Armen dieses Mannes und spürte sein Drängen nach Zärtlichkeit. Der Gedanke, durch eigene Unachtsamkeit schwanger zu werden, ohne Trauring am Finger, schnitt ihr wie ein scharfes Messer in die Seele. Auf nichts achteten ihre Eltern so sehr wie auf ihre Familienehre. Melanie verhielt sich abweisend und zurückhaltend. Was Stefan wohl gedacht hat?
- Blöde Zicke! Dann eben nicht!
Und dann, Melanies Blut gefror bei dieser Erinnerung, erkaltete Herberts Interesse plötzlich. Nur noch flüchtig grüßte er sie und ward bald mit einem andern Mädchen gesehen, mit jener Kollegin, die den Chef auf die Messe begleitet hatte. Und sie, Melanie, war seither im Betrieb das Mauerblümchen, und wenn sie morgens in den Spiegel schaute, fühlte sie, wie sie alterte.

Auf einmal waren ihre Füße nass. Sie standen im Wasser. Das Ballontuch raschelte, schlug im Wind gegeneinander.
- Herr Gott, lass mich nicht sterben!
Das kalte Wasser brachte sie zu sich selbst zurück. Sie hüllte sich in die Wolldecke, ergriff, so gut sie es im Dunkeln vermochte, die Seile, die im Korb lagen, und schlang sie mehrfach um ihren Körper. Dann verknotete sie die Seile am oberen Korbrand. Der Korb ist aus Holz, dachte sie, und Holz schwimmt. Dann entsann sie sich plötzlich eines Taschenmessers, welches sie in der Jackentasche trug. Damit versuchte sie, die Haltetaue zu zertrennen. Sie holte sich Schwielen und riss sich Wunden in die Finger, so fest und dick waren die Taue. Aber ihr war klar, das Gewicht des Ballontuchs würde den Korb ins Wasser drücken. Solang noch Gas im Ballon war, musste der Korb frei gemacht werden. Nun ging‘s um ihr Leben, und sie schuftete und entfaltete eine Kraft, die sie sich selbst nicht zugetraut hätte. Plötzlich fühlte sie, wie die Seile nachgaben und der Ballon mit zischendem Laut in den dunklen Nachthimmel empor fuhr. Der Korb schwamm wie eine Barke auf dem Seewasser. Sie dachte an das Binsenkörbchen, in dem der kleine Moses seiner Rettung entgegen schwamm. Nur daran dachte sie noch, bevor sie, übermannt von Müdigkeit und

Entkräftung, im Korb einschlief. Im Morgengrauen entdeckten sie Fischer am Schweizer Seeufer. Sie war gerettet.

Die alte Frau

"Wie doch im Menschenleben,
sich oft was widerspricht,
alt will ein jeder werden,
doch alt sein will man nicht."
Sofie Werner[1]

Es ist Mittag. In den Straßen der kleinen Industriestadt herrscht reger Verkehr. In langen Schlangen fahren Autos dicht hintereinander, meist im Schritttempo. Nach heftigem Regenschauer ist die Wolkendecke aufgerissen, und die Sonne hat alles mit grellen Farben übergossen, den glänzenden Asphalt, die bunten Litfaßsäulen, das Grün der Kastanienbäume, die weißen Häuserwände und die hellen Sommerkleider der hastenden Passanten. Scharfe Lichtpunkte blitzen von Karosserien und Stoßstangen. Abgase lagern in der Luft, das Atmen wird schwer. Gleichförmiger Motorenlärm dröhnt und schwillt an, wenn beim Grün der Ampeln mehrere Autos gleichzeitig anfahren. Am Straßenrand, vor einem Fußgängerüberweg, steht eine alte Frau, die Hand an der Stirn, um sich vor dem blendenden Mittagslicht zu schützen. Sie möchte die Straße überqueren, traut sich jedoch nicht. Die Autos fahren vorbei, niemand achtet auf sie oder macht Anstalten zu halten.

Plötzlich fasst sie ein achtjähriges Mädchen an der Hand.
"Kommen Sie, ich führ Sie hinüber."
Sie spürt den Druck der Kinderhand, schaut in das freundliche Gesicht, sieht die offenen Augen des Mädchens, und lässt sich willig führen. Das Kind gibt den Autofahrern ein Zeichen, und tatsächlich, als trüge sie die Uniform einer Schülerlotsin, wird ihr Winken sofort verstanden und die

---

[1] Wie diese Eingangsverse zeigen, hatte der Autor beim Verfassen dieser Geschichte stets das Bild seiner eigenen Mutter vor Augen. Gleichwohl gilt auch hier, dass sie im Handlungsverlauf und vor allem in der Charakterisierung der handelnden und sprechenden Personen völlig frei erfunden ist. Namentlich die Gespräche haben sich in dieser Weise zu keiner Zeit und nirgendwo so abgespielt. In diesem Text haben sie indessen die Funktion, aufzuzeigen, wie es einem alten Menschen in seiner persönlichen Umgebung ergehen könnte.

vorderen Autos halten an. Die alte Frau tappt, an der Hand des Kindes, mit unsicheren Schritten über die Straße. Danach sagt sie mit schwacher Stimme:
"Gutes Mädchen, ich dank dir. Das war lieb von dir. Ich wär sonst nicht hinübergekommen."
"Ist doch klar, Oma. Hier darf man keine Angst haben, sonst kommt man unter die Räder."
"Wie heißt du?", will die alte Frau wissen.
"Evelyn", antwortet das Mädchen eilig, "aber jetzt muss ich weiter."
Gerade will die alte Frau ihr Portemonnaie öffnen, um dem Mädchen ein bisschen Geld zu geben für Eis oder Schokolade, da ist das Kind schon singend und pfeifend weitergerannt, zu einer Freundin, mit der sie sofort munter losplappert.

Die alte Frau geht weiter, mit schweren Schritten, denn ihre Beine wollen nicht mehr so recht. Die Plastiktüte mit der Schlauchmilch und dem Brotlaib hängt an ihrem Unterarm und schneidet in ihre Haut eine Kerbe. Die Augen tun ihr weh und flimmern im Mittagslicht. Alle Menschen um sie herum haben es eilig. Sie kann keine Gesichter erkennen, so schnell hasten sie vorüber. Manchmal wird sie von irgendjemand gestoßen und beinah umgeworfen. Darauf stockt ihr Atem, und für einen Augenblick bleibt sie stehen, um sich zu beruhigen.

Nach einer halben Stunde erreicht sie, müde und erschöpft, ihre Wohnung. Dort packt sie ihre Sachen aus, setzt sich an den Küchentisch und trinkt eine Tasse Milch, die sie zuvor ein wenig in der Mikrowelle angewärmt hat. Vom gekauften Brot schneidet sie eine Scheibe herunter und brockt es in die Milch. Wie sie die warme Milch und das weiche Brot im Munde fühlt, kommen in ihr Erinnerungen an die Kindheit hoch. In den Hungerjahren der Inflationszeit waren Milch und Brot eine unbeschreibliche Köstlichkeit. Auch an ihre Mutter denkt sie zurück, die zielstrebige Hutmacherin, die nebenbei noch eine kleine Landwirtschaft betrieb, an ihren Vater, den schmächtigen Mann mit dem kraftlosen Herzen, einen arbeitslosen Schreiner, der sich immer so leicht über den unruhigen Gang der damaligen Politik aufregte.

Dann holt sie aus dem Küchenschrank das Plastikschächtelchen mit dem Tablettenvorrat, den sie alltäglich zu bestimmten Zeiten einnehmen muss, und schluckt die drei Tabletten, eine fürs Herz, die andere gegen den hohen Blutdruck, und schließlich eine gegen die Diabetes. Ein bisschen Milch verjagt den widerwärtigen Geschmack der Pillen aus dem Mund. Und nun wandert ihr Blick zum Strickzeug, das griffbereit auf dem Sofa liegt, ihr leidenschaftliches Hobby. Ein Paar Socken für ihr jüngstes Enkelkind soll es geben, in modischer Pinkfarbe, mit drei gelben Streifen unterhalb des Knöchels. Wie sie mit den Stricknadeln eine Masche aufnimmt, mit gleichförmiger Bewegung die Wolle durchzieht, um dann die nächste und übernächste Masche aufzunehmen, da spürt sie plötzlich in der rechten Hand einen stechenden Schmerz. Sie hält inne, beschaut sich die Hand verwundert, fühlt, dass der Schmerz versurrt, und will unbekümmert weiterstricken. Doch bei der typischen Bewegung des Maschenaufnehmens, jagt ein nächster Stich in ihren Handrücken, diesmal so stark, dass sie vor Qual schwach aufschreit und das Strickzeug fallen lässt. Die Nadel ist aus den Maschen geglitten und liegt einen halben Meter vom unvollendeten Socken entfernt.

Die alte Frau atmet tief durch, schaut mit trübem Blick zum Küchenfenster hinaus. Es soll also nichts werden mit dem Stricken, an diesem Tag. Schon oft hat sie resignieren müssen, und immer wieder spürt sie, dass ihre Wünsche an den Grenzen ihrer verminderten körperlichen Leistungskraft abprallen. Eine Kerze zündet sie an, die auf dem Fenstersims, das direkt an den Tisch grenzt, bereitsteht. Hinter der Kerze in der Ecke des großen Fensters, das fast zu ebener Erde auf den Garten hinausgeht, steht die alte Statue der heiligen Familie, mit der Mutter Gottes, dem heiligen Josef und dem vielleicht zehnjährigen Jesusknaben. Die alte Frau holt den Rosenkranz aus der Tischschublade und lässt die Perlen zwischen den Finger gleiten. Dann bewegen sich auch schon ihre Lippen, und ein halblautes Flüstern erfüllt, wie ein magisches Raunen, den einsamen Raum ihrer Küche.

Für den andern Tag war Kartenspielen angesagt. Schon seit vielen Jahren trifft sich die alte Frau mit drei anderen Damen ihres Alters zum Hunderte-Spiel. Um 14.30 Uhr, nach ihrem Mittagsschlaf, treffen die drei Frauen bei ihr ein. Sie setzen sich an den Tisch, den die alte Frau zuvor gedeckt und geschmückt hat. Dann lassen sie sich bedienen, ohne auch nur anzudeuten, dass sie bei irgendeiner Handreichung behilflich sein wollten. Die alte Frau fühlt sich ausgenutzt. Oft schon hat sie bewirtet, und von den andern ist kaum jemand auf den Gedanken verfallen, diese Gastfreundschaft zu erwidern. Nach dem Kaffeetrinken beginnt das Spiel, es wird mit sachlicher Leidenschaft und verbissener Hingabe betrieben.
"Könntest auch noch einen Trumpf dazulegen, Lise, dann wär das ein fetter Stich für uns."
"Zuerst haben, dann können!", antwortet die Angesprochene.
"Aber trotzdem gewinnen wir. Die andern zwei", damit meinte sie die alte Frau und deren Spielpartnerin, "denken zu langsam, selbst wenn ihnen die Trümpfe aus den Händen fallen."

Die alte Frau räuspert sich missbilligend. Sie möchte antworten, aber eine innere Angst schnürt ihr die Kehle zu. Es ist die Angst vor der grenzenlosen Einsamkeit. Wenn diese Kartenspielgemeinschaft in die Brüche gehen sollte, dann wird niemand mehr zu ihr kommen. Und sie benötigt doch ab und zu eine Ansprache, gerade von solchen Menschen, die so alt sind wie sie. Zwar gibt es immer wieder kurze Besuche aus dem Kreis der Verwandtschaft, vor allem ihr älterer Sohn und dessen Frau kümmern sich beständig und aufopferungsvoll um sie. Aber sie fühlt doch, dass die Jungen ihre eigenen Sorgen haben und in ihrer eigenen Welt leben.

"Na, Klara, du bist an der Reihe! Schläfst du", redet sie die Wortführerin des anderen Spielpaares an, "komm, gib an, wir sind hier nicht zum Spaß."

Die alte Frau spielt schleunig eine Karte aus, nicht die beste, wie sie gleich merkt, in der Eile hat sie sich vergriffen, und nun fallen auch alle gleich über sie her.
"Aber Klara, was ist mit dir. So doof spielt nicht einmal der Spitalschnurre."
Das ist ein alter Kartenspielerausdruck, mit dem man seit Jahrzehnten einen völlig unfähigen Spieler bezeichnet. Und dann setzt die dominierende Wortführerin noch eins drauf:
"Alt geworden bist du, das muss ich sagen, richtig alt geworden. Auch sonst bist du nicht mehr dieselbe. Meint ihr nicht auch", und sie schaute rings die andern beiden an, "dass unsere Klara in den letzten Wochen stark gealtert hat?"

Die Augen der alten Frau überziehen sich mit einem Grauschleier. Plötzlich versagen ihr die Kräfte, sie weiß nicht mehr, was um sie herum geschieht. Alles um sie herum ist dunkel geworden. Sie liegt wie in einem tiefen Loch. Viel später, als sie wieder zu sich kommt, ist sie im Schlafzimmer aufgebahrt. Ihre Schwiegertochter steht am Bettrand, neben ihr die Hausärztin.
"Eine Kreislaufschwäche mit anschließender Ohnmacht. Na, gute Frau, noch einmal Glück gehabt. Noch einmal dem Tod von der Schippe gesprungen!", sagt die Ärztin mit aufmunterndem Lächeln. Doch ihr Witz sticht der alten Frau mitten ins Herz.
Die Schwiegertochter, die zuverlässig und mit medizinischem Sachverstand immer wieder nach der alten Frau sieht und sich um sie kümmert, steht am Bett, ordnet Kissen und Bettzeug, verabreicht Arznei und das nötige Essen.
"Geht es wieder besser“, erkundigt sie sich teilnahmsvoll. Aber dann fährt sie fort in einem eher mahnenden Ton. „Du solltest dir vielleicht nun doch einmal überlegen, ob du nicht in ein Altenheim gehen willst. Du siehst doch, wie schnell man zu einem Pflegefall werden kann. Und dann nehmen sie einen nicht mehr. Solang man aufstehen kann, kommt man da besser rein. Und wenn man drin ist, werfen sie einen nicht mehr hinaus."
Die alte Frau weiß, dass der Rat der Schwiegertochter gut gemeint ist, aber dennoch empfindet sie eine gewisse Bitterkeit bei deren Worten. Aufseufzend antwortet sie:

"Du weißt, wie teuer ein Heimplatz ist. Mit meiner Rente allein kann man ihn nicht bezahlen."

Langsam tun die Medikamente ihre Wirkung. Die alte Frau beruhigt sich, der Herzschlag normalisiert sich langsam, ein kräftigendes Tonikum übt seine stärkende Wirkung aus. Nach einem gesunden Schlaf kann sie am andern Tag wieder aufstehen. Das erste, was sie macht, ist, dass sie die Beziehung zu den Kartenspielerinnen aufkündigt. Obwohl ihr schmerzlich bewusst ist, in welche Sackgasse der totalen Vereinsamung sie hineinrennt, greift sie entschlossen und mutig zum Hörer und wählt die Nummer der Dame, die sie so barsch des Altwerdens bezichtigt hat.
"Also, dass Du's weißt, ich will nicht mehr mit euch Karten spielen. Da ich, nach Deiner Meinung, so alt geworden bin, pass ich auch nicht mehr in euren Kreis. Und nur zum Kaffeespendieren bin ich mir zu schad."
Dann legt sie auf, ohne die Antwort abzuwarten. So, das wäre geschafft, denkt sie. Aber in ihrem Herzen zieht sich doch etwas eisig zusammen, ihr ist, als ob sie eine Brücke ins Leben eingerissen hätte. Und vor ihr dehnt sich die weite Wüste der Verlassenheit.

Dann erinnert sie sich zweier Schulkameradinnen, die in entfernten Städten wohnen und deren Nummern sie besitzt. Sie ruft an, nur um einem anderen Menschen ihr Herz auszuschütten. Doch die eine Frau ist selbst krank geworden und kann mit ihrer schwachen Stimme kaum ein Gespräch führen. Nicht sie, die alte Frau, erhält den so nötigen Trost, sondern sie muss der anderen Trost spenden. Und so seltsam es ihr scheint, aus diesem Gespräch geht sie gestärkt hervor. Ich hab doch noch Kraft in mir, mein Gemüt ist nicht ganz verdorrt, sagt sie sich. Dann wählt sie die Nummer der anderen Freundin.
"Hallo, wie geht's? Nett, dass du einmal anrufst."
Eine quirlige Stimme ist am anderen Hörer.
"Weißt du, ich hab Probleme, ich komm mit den Menschen nicht zurecht. Ich fühl mich so alt und so einsam." Ruhig und sachlich hat sie das gesagt, nicht Mitleid heischend.
"Ach, du liebe Güte! Unsere Klara hat Probleme! Wieder einmal. Schon in der Schule warst du immer das Sensibel-

chen. Du hattest doch immer am Wasser gebaut. Weißt du noch, bei jeder Kleinigkeit schwammen deine Augen in Tränen."
"Ja, das weiß ich. Du brauchst mich nicht daran zu erinnern. Aber ich würde dir gern erzählen..."
"Nur nicht selbstgefällig im eigenen Leid herumrühren! Davon wird's nicht besser. Nimm dich zusammen! Wenn du mit den andern nicht zurechtkommst, dann liegt das nur ganz an dir selbst. Halte den Kopf hoch und lass dir nicht alles gefallen, und du wirst sehen, alles geht wie von allein."

Klara seufzt. Bei dieser Freundin scheint sich jedes Problem in Luft aufzulösen. Aber dieser stramme Ton will ihr im Moment nicht behagen. Sie fühlt, dass dieser stramme Lebensoptimismus etwas Unehrliches an sich hat, dass er nur eine Maske ist, hinter der sich kalter Egoismus verbirgt. Plötzlich kann sie mit dieser Frau nicht mehr vertraut reden und schon gar nicht ihre eigenen Probleme besprechen.
"Schon gut! Ich weiß, wie du's meinst. Und dir geht's immer gut. Ja? Das freut mich. Also, dann bis zu dem nächsten Mal."
Der Hörer liegt schon wieder auf der Gabel. Schnell ist es gegangen, dieses Telefonat. Wie Hohn klingt ihr die Telecomwerbung in den Ohren 'Ruf doch mal an'.

Der Tag vertropft wie jeder andere, ohne weiteren Höhepunkt. Das spärliche Essen kocht sie sich selbst. Es sind im Kühlschrank noch Reste da von vorgestern. Sie werden aufgewärmt. Ein alter Mensch hat nur kleinen Hunger. Der ist bald gestillt. Wozu etwas Neues kochen? Man verbraucht nur viel Geschirr, das man hinterher wieder abspülen muss. Dann folgt der Nachmittagsschlaf, wie an jedem Tag. Die Wolldecke wärmt, sie hat sie sich selbst gestrickt, vor vielen Jahren, als ihr das Stricken noch leicht von der Hand ging. Nur noch wenige Stunden sind es bis zum Abend. Sie zündet die Kerze an, hält innige Andacht vor ihrem Hausaltärchen. Die Perlen des Rosenkranzes gleiten durch ihre Finger, und wieder entströmt ihren Lippen das raunende Flüstern, das in den dünnen Spinngeweben der Küchendecke hängen bleibt.

Am andern Tag ist Sonntag. Sie richtet sich zum Besuch der Messe. Gott ist ihr großer Verbündeter, der eigentliche Fixpunkt in ihrer menschlichen Vereinsamung. Wie ein großer König erscheint ihr der Vater des Himmels, der Schöpfer der Welt. Seit dem Religionsunterricht ihrer frühen Kindheit lebt diese überirdische Gestalt in ihrer Seele, letzter Richter und Garant ihrer eigenen Seligkeit. Sie weiß, dass sie mit dem Besuch der Messe diesem ewigen Herrscher dient, wie ja auch der Name "Gottesdienst" es klar ausdrückt. Und sie weiß, dass es eine schwere Sünde ist, am Sonntag nicht in die Kirche zu gehen.
Ihr jüngerer Sohn klingelt. In ihn hat sie ihre eigene Frömmigkeit wie mit Pfahlwurzeln hineingetrieben. Sie sitzt in ihm so fest, dass er aus eigener Gleichgültigkeit keinen Sonntagsgottesdienst versäumen würde.

"Wo sind deine Kinder? Kommen sie nicht mit zur Messe?" Enttäuschung spricht aus ihren Worten. Wieder einmal ist der Sohn allein gekommen.
"Ach, der einen ist nicht ganz wohl, die andere muss auf eine Klassenarbeit lernen, die dritte hat gestern gerade bei einer Freundin übernachtet und ist noch nicht zu Hause."
Die alte Frau beißt ihre Lippen zusammen. Sie kann ihre Enttäuschung nicht verbergen, aber auch nicht das bittere Leid, das an ihrer Seele nagt, bei dem Gedanken, dass ihre Enkelkinder den christlichen Glauben verlieren könnten. Wie soll sie das später einmal vor ihrem Schöpfer rechtfertigen?

In der Kirche predigt der junge Pastoralassistent. Er spricht von den Umwälzungen der Geschichte und von der Notwendigkeit, dass sich auch die Kirche wandeln müsse. Wer im alten Denken erstarre, sei in Wahrheit unchristlich. Auch das Evangelium müsse mit neuem kritischem Verstand gelesen werden. Manche Wundererzählungen seien nur Beispielgeschichten. Nicht alles dürfe man für bare Münze nehmen. Und die alten Moralvorstellungen seien in unserer Zeit überholt. In allen Dingen sei das private Gewissen des Gläubigen zur Entscheidung aufgerufen. Mündiges Christsein, heiße das.

- Die alte Frau -

Die alte Frau hält sich innerlich die Ohren zu. Schon so oft hat sie das gehört, diese Gedanken, in denen sie sich nicht mehr wiederfinden kann. Dann denkt sie an den alten Pfarrer Schmid, jenen frommen Mann, der eine Sühneandacht gehalten hat, als ihm aus Unachtsamkeit eine Hostie zu Boden gefallen war. Jener Mann war fromm, er glaubte an die leibhaftige Gegenwart von Christus in der verwandelten Hostie, für ihn war jede Kommunion eine echte Gottesbegegnung. Und heute? Sie muss sie schämen, wenn sie nicht zur Kommunion geht, so leichtfertig wie die andern um sie herum, wenn sie zuerst wieder beichten möchte, um mit reinem Herzen, im Zustand der seligmachenden Gnade, ihren Heiland zu empfangen. Was für eine verkehrte Welt!

Nach der Messe wärmt sich die alte Frau ihr Mittagessen auf. Es sind noch Reste vom Vortag da, die verzehrt werden wollen. Natürlich schmeckt nichts mehr frisch, aber in ihr steckt noch die alte Ehrfurcht vor der Nahrung, die ihr verbietet, genießbare Speisen einfach wegzuwerfen. Eine alte Gewohnheit verlangt von ihr, wenn beim Brotschneiden Brosamen entstehen, diese mit einer Bewegung in die hohle Hand zusammenzukehren und sie dann zu essen. Brot ist in ihren Augen eine heilige Gabe Gottes. Sie weiß noch von ihrer Mutter, dass diese als Kind in der Rocktasche der Großmutter nach Brosamen gesucht hat, als bitterste Hungersnot herrschte.

Nach dem Essen macht sie, wie an jedem Tag, ihr Schläfchen, nicht ohne zuvor in einem frommen Buch der Schönstätter Marienbewegung einige erbauende Texte zu lesen. Vom Lesen wird sie bald müde und schläft ein. Nach einer Stunde wacht sie in der Regel auf, schaut mit trübem Blick in der Stube umher, kommt langsam zum Bewusstsein, steht auf, ordnet ihre Kleider und macht sich dann zurecht zu einem kleinen Spaziergang, den sie immer dann unternimmt, wenn ihr Befinden es ihr gestattet.

Im Park begegnet ihr eine seltsame Gestalt. Eine junge Frau, ziemlich beleibt, in grauer Wollkleidung, aus der die unförmigen Körpermassen beinah hervorquellen, mit knallroten Socken und löcherigen Schuhen, geht vor ihr her und schiebt einen Kinderwagen. Sie setzt sich auf eine Parkbank. Die alte Frau, neugierig geworden, lässt sich auf der Bank gegenüber nieder. Plötzlich hebt die junge Frau eine lebensecht große Puppe aus dem Gefährt, holt ein Schoppenfläschen hervor und drückt es der Puppe auf den Mund. Dann sagt sie, halblaut flüsternd mit gespitzten Lippen:

"Komm, Mareile, trink. Trink, dass du groß wirst. Komm, Mareile, trink. Milch ist gut. Gut ist die Milch wie die aus meiner Brust."

Wiegend bewegt sie die Puppe auf und nieder, hin und her, so dass einem wirklichen Baby bei diesem Schaukeln wohl schwindelig geworden wäre. Dann packt sie das Puppenkind wieder ein und legt es in den Wagen. Sie bricht dabei in Tränen aus, holt ein Taschentuch und wischt sich die Augen aus. Nun kann die alte Frau nicht mehr an sich halten.

"Was ist mit Ihnen? Warum führen Sie eine Puppe spazieren?"

"Vor vier Wochen lag mein Mädchen, das Mareile, tot im Bett. Kindstod, Atemstillstand, sagten die Ärzte. Ach, es ist furchtbar." Dabei schluchzt sie auf, ihre ganze Brust bebt unter Weinkrämpfen.

Die alte Frau erhebt sich, geht mit tappenden Schritten zu ihr hinüber und streichelt begütigend über ihr Haar.

"Sie sind eine gute Mutter. Ich weiß, was es heißt, ein Kind zu verlieren. Im Krieg habe ich zwei kleine Mädchen verloren."

Die junge Frau schaut verwundert zu der alten Frau auf. Obwohl diese ihr ganz fremd, scheint ein Band der Freundschaft zwischen ihnen gewoben. Gleiches Schicksal macht sie zu Partnerinnen, zwischen denen absolutes Vertrauen herrscht.

"Mein Toniele war zwei Jahre alt, ein goldiges Kind, so froh, ausgelassen, lebhaft und munter, wie Sie sich kein Kind denken können. Zwei Tage vor Weihnachten im Jahr 45 starb es an Fieberkrämpfen. Mein Mann war erst drei Monate aus der Gefangenschaft zurück. Wir litten Not. Die Nahrung war kärglich, das Geld fehlte an allen Enden. Ich kann Ihnen sagen, ich wollte jeden Tag auf den Friedhof, weil ich meinte, mein Kind friere in der kalten Erde und ich müsse gehen und es zudecken." Die alte Frau spricht mit bebender Stimme, eine Träne hat sich in ihr Auge geschlichen.

"Das andere starb im Kriegsjahr 41, mit drei Monaten, wohl an Unterernährung." Dann schweigt die alte Frau, die junge schaut zu ihr auf, voll Ehrfurcht vor dem großen Leid der Greisin. Dann setzt die alte Frau ihre Rede fort:
"Die Puppe im Wagen ist keine Lösung. Sie müssen den Tod des Kindes akzeptieren. Vielleicht haben Sie noch ein Bild von Ihrem wirklichen Kind. Das schauen Sie an, jeden Tag, und pflegen Ihre Erinnerung. Und planen Sie Ihre Zukunft. Gott wird Ihnen ein anderes Kind schenken."
"Mein Mann hat mich verlassen." Ganz leise sagt die junge Frau diesen Satz, wobei sie innerlich zusammenknickt.
"Ja, das ist schlimm." Die alte Frau zögert, sie sucht nach Trost. Dann sagt sie, wie von einer plötzlichen Eingebung erfasst:
"Kommen Sie morgen Nachmittag zu mir. Wir trinken Kaffee zusammen, und ich erzähl Ihnen aus meinem Leben. Das wird Sie aufrichten."
"Ach, das wär schön", kann die junge Frau nur erwidern. Dann tauschen sie Adressen aus und gehen auseinander, jede in dem sicheren Gefühl, eine Freundin gefunden zu haben.

Obwohl die Beine der alten Frau wie immer sehr schwer ihren Dienst tun, kommt ihr heute, nach dieser Begegnung, der Rückweg viel leichter vor. Eine innere Kraft scheint sie zu erfüllen. Vielleicht sollte ihre Lebenserfahrung noch einmal zu etwas nützlich sein kann, und sei es nur, um damit einer verzweifelten Seele Trost zu spenden. Wie sie in ihre Stube tritt, den kärglichen Raum, schlägt ihr jener etwas muffige Geruch entgegen, der sich häufig in die Wohnungen alter Menschen einnistet. Sie atmet tief und schwer, dann sagt sie sich: Altsein ist eine Aufgabe, ist eine Pflicht, die mir niemand abnehmen kann. Aber plötzlich fügt eine innere Stimme hinzu: Altsein ist auch eine Leistung. Wenn du es fertig bringst, die Kraft deines Gemüts zu bewahren, allen Widerwärtigkeiten zum Trotz, dann bist du ein Mensch mit innerer Größe, und dein altes Leben ist Gott gefällig.

Und wie sie diesen Gedanken bei sich erwägt, fühlt sie, dass die Begegnung mit der sonderbaren jungen Frau, die eine Puppe im Kinderwagen spazieren führt, wie ein Fingerzeig Gottes war. Dieser jungen Frau wird sie erzählen, wie sie unter dem Tod ihrer beiden Mädchen gelitten hat, wie der Sonnenschein aus ihrem Leben verschwunden ist und wie sie es geschafft hat, dieses bittere Leid zu verdauen. Sie zündet ihre Kerze an, nimmt ihren Rosenkranz, lässt die Perlen durch die runzligen Finger gleiten und beginnt zu murmeln, unwillkürlich sofort ins dritte Gesätzlein verfallend:
"Der du für uns das schwere Kreuz getragen hast..."
Eine Woge der Seligkeit und inneren Friedens erfasst die Seele der alten Frau, trägt sie empor in sorglose Gefilde himmlischer Heiterkeit. Sie murmelt vergnügt ihre Gebetsformeln und fühlt, wie göttliche Gedanken in sie einströmen. Ihr wird dabei so leicht, in ihr blühen Gedanken, wie frische Frühlingsblumen. Und wie sich ihr Geist im Gebet immer mehr ausweitet zu seligen Träumen, wird zugleich ihr Blut immer schwerer und staut sich in ihren Gliedmaßen. Plötzlich verlangsamt sich ihr Herzschlag und ohne Schmerz und Weh entschwindet der pochende Schlag in ferne Weiten. Ein wenig neigt sich das Haupt der alten Frau nach vorn, dann fallen die beiden Hände matt auseinander, und nur das Perlenband des Rosenkranzes hält sie lose zusammen.

Ein Mensch mit medialer Befähigung würde das feine Aroma gespürt haben, das wie Engelsduft die armselige Küche durchzieht. Die Schwiegertochter indessen, welche gewohnheitsmäßig nach einigen Stunden hereinschaut, kann nur noch den Tod feststellen. Von heftigem Schrecken erfasst, ruft sie nach oben:
"Um Gottes Willen, Mann, komm herunter. Ich glaube fast, deine Mutter ist gestorben. Wir brauchen den Arzt und den Pfarrer."

Das schönste Weihnachtsgeschenk

Sonja war eine begabte Schülerin und besuchte die dreizehnte Klasse des örtlichen Gymnasiums. Sie stand bereits mitten in den Abitursvorbereitungen und arbeitete sehr fleißig. Vor allem in den Naturwissenschaften machte sie über ihr Schulpensum hinaus zusätzliche Aufgaben, weil sie in diesen Fächern Schwierigkeiten hatte. Bei ihren Lehrern war sie beliebt, denn diese hatten Mitleid mit ihr und halfen ihr nach besten Kräften, wo sie es nötig hatte. Sonja besaß eine heitere Wesensart und war immer zu einem gut gemeinten Scherz aufgelegt. Daher hatte sie unter ihren Klassenkameraden viele gute Freundinnen, mit denen sie regelmäßig vertraut plaudern konnte. Allerdings gab es da seit einigen Wochen ein Problem, über das sie mit niemand sprechen wollte.

Ihr Vater, Andreas Mehrwald, ein sanfter und gutmütiger Mann von fünfzig Jahren, schien seit einiger Zeit so bedrückt, auf eigenartige Weise in sich gekehrt, ohne dass er in seiner Familie über konkrete Sorgen geklagt hätte. Sie kannte ihren Vater gut, weil sie ihn sehr mochte und zu ihm ein inniges Verhältnis hatte. Kein Abend verging, ohne dass er sich bei seiner Tochter nach ihrem Tagesablauf erkundigt hätte. Dabei konnte man an seinem weichen Blick ablesen, dass ihm das Wohlergehen seiner Sonja über alles am Herzen lag.

- Wie ging es dir heute in der Schule? Hast du den Physiktest zurückbekommen?
- Ach Papa, du weißt, Physik ist nicht meine Stärke. Ich muss eben auch mit meinen kleinen Brötchen zufrieden sein.
- Na mein Kind, sag schon, welche Note hast du?
- Eine Drei-bis-vier.

Der Vater fasste seine Tochter bei den Schultern und zog sie behutsam zu sich her.

- Eine Drei-bis-vier ist auch nicht schlecht. Verlier nur nicht den Mut, es wird schon werden.
- Wenn nur alle so wären wie du, Papa, dann fühlte ich mich viel wohler. Aber mein Physiklehrer, du weißt

schon, zieht immer so die Augenbrauen hoch, wenn er mir das Heft zurückgibt. Unter seinem Blick werde ich immer ganz klein. Und ich will ihn nicht enttäuschen, denn er meint es gut mit mir.

- Liebe Sonja, strenge dich an, so gut du kannst. Das wird dieser Mann wohl merken und dir auch weiterhin helfen. Da bin ich sicher. Gute Lehrer mögen vor allem Schüler, die sich schwer tun. Das ist wie mit dem Guten Hirten und dem verlorenen Schaf.

Sonja blickte mit ihren braunen Rehaugen zu ihrem Vater auf und schmiegte sich an ihn. Sie hatte ihn so lieb, denn er konnte sie so gut trösten. Und er kam ihr vor wie der Gute Hirte selbst, von dem er eben gesprochen hatte. Aber in ihrem Innersten spürte sie, dass mit ihrem Vater etwas nicht stimmte, denn sein Gemüt schien immer von einer leisen Melancholie überzogen, als läge ein grauer Nebel auf seiner Seele.

- Und wie geht es dir, Papa?
- Ach, meine Sonja, den Papa fragt man nicht danach. Wir Erwachsenen haben breite, starke Schultern, auf denen wir die Lasten unseres Alltags tragen, tragen müssen. Und seine eigenen Kinder darf man schon gar nicht mit seinen Sorgen belasten.
- Also hast du Sorgen?
- Ach, lass es gut sein. Es wird schon alles recht werden.

Als Sonja ihren Vater bei diesen Worten anschaute, merkte sie wohl, wie sich sein Blick leicht befeuchtet hatte und seine Augen glänzten. Aber er schob seine Tochter mit einer sanften, aber entschlossenen Bewegung von sich weg und beide vergruben sich wieder in ihre Beschäftigungen. Sie machte Schularbeiten und er las Zeitung.

Aber Sonja ahnte wohl, dass mit ihrem Vater etwas nicht stimmte. Seit einigen Wochen schon lag eine fühlbare Krisenstimmung in der Luft. Die Mutter, von der bisher noch nicht die Rede war, machte ihrem Mann zuweilen Vorwürfe, dass sie mit dem Geld nicht klar komme und kurz vor Weihnachten sowieso etwas mehr bräuchte, als er ihr immer geben würde. Auf solche Worte erwiderte er meist gar nichts und blickte nur stumm und mutlos vor sich hin. Manchmal wies er mit einer ohnmächtigen Geste auf den

Küchenschrank, was soviel heißen sollte, dass dort ja alles Geld liege, das er augenblicklich verdiene, und sie damit schalten und walten könne, wie sie nur wolle.

Unter solchen Szenen, die sich in ähnlicher Weise wiederholt abspielten, litt die Tochter wortlos und stumm. Zugleich war sie unfähig, an diesem Zustand etwas zu ändern, und dieses Gefühl ihrer eigenen Ohnmacht vermehrte ihr inneres Leiden. Um ihren Eltern eine Freude zu machen und die allgemeine Stimmung in der Familie zu heben, wollte sie von ihrem Bankkonto, auf dem sich einige hundert Euro befanden, etwas abheben und ihrem Vater und ihrer Mutter schöne Weihnachtsgeschenke kaufen. Aber in ihrem Herzen fühlte sie wohl, dass sie das, was sie eigentlich schenken wollte, mit Geld nicht kaufen konnte.

Als sie sich am anderen Morgen auf den Schulweg machte und etwas früher dran war als sonst, - sie wollte sich noch mit ihrer Freundin treffen, um Hausaufgaben zu vergleichen - sah sie plötzlich beim Vorbeigehen ihren Vater im Stadtpark auf einer Bank sitzen und Zeitung lesen. Nanu, sagte sie sich, er müsste doch jetzt eigentlich im Werk sein, wo er als Versandleiter arbeitet. Schon wollte sie sich ein Herz fassen und ihren Vater direkt ansprechen und fragen, warum er nicht bei der Arbeit sei, da warnte sie eine innere Stimme davor, diesen Mann, den sie über alles liebte, unvorbereitet in eine Verlegenheit zu bringen. Unentschlossen ging sie einige Schritte weiter und überlegte. Plötzlich nahm sie ihr Handy aus der Tasche und rief im Werk an. Es meldete sich die Telefonzentrale der Pforte.

- Hallo, hier spricht Sonja Mehrwald. Könnte ich kurz mit meinem Vater sprechen. Er arbeitet im Versand?
- Herr Mehrwald ist seit mehreren Wochen nicht mehr bei uns. Bei der letzten Kündigungswelle haben wir ihn entlassen müssen, wegen innerbetrieblicher Sparmaßnahmen.
- Aber das kann doch nicht sein. Das ist doch nicht möglich.

Sonja versagte beinah die Stimme.

- Es tut uns leid, aber alle Arbeitnehmer von fünfzig aufwärts mussten ausgeschieden werden. Und ihr Herr Vater gehörte dazu. Er war in leitender Stellung und finanziell für uns nicht mehr tragbar.

Sonja klappte ihr Handy zu und verfiel in tiefe Traurigkeit. Das also war es, das hatte er zuhause verheimlicht und lieber stumm die Vorwürfe seiner anspruchsvollen Frau ertragen, als einzugestehen, dass er arbeitslos sei. Sonja konnte sich gut vorstellen, was in ihrem Vater während der letzten Zeit vorgegangen sein musste. Er hatte seiner Frau gegenüber, die er über alles liebte, manchmal einen schwachen Stand, und mit dem untrüglichen Instinkt einer erwachsenen Tochter ahnte Sonja, dass es zwischen ihren Eltern auch in der Ehe kriselte. Zwar schliefen sie nach wie vor im selben Schlafzimmer, aber immer häufiger kam es vor, dass sie zu sehr verschiedenen Zeiten das Nachtlager aufsuchten. Und manchmal, dessen wurde sich Sonja nun bewusst, kam ihre Mutter auch viel später nach Hause als üblich und verschwand dann zunächst für längere Zeit im Bad, bevor sie sich zu ihrem Manne begab, der vermutlich schon in tiefem Schlafe lag.

Mehrere Tage vergingen, in denen Sonja ihre Sorgen mit sich herumtrug und überlegte und grübelte. Schließlich festigte sich ihn ihr der Entschluss, dass sie mit ihrer Mutter sprechen sollte. Es war eine Woche vor Weihnachten. Die Mutter saß gerade am Tisch und packte Geschenke in buntes Weihnachtspapier ein.
- Weißt Du, Mutter, dass Vater arbeitslos ist?

Der Mutter fielen Schere und Goldbindfaden aus der Hand und sie blickte erschrocken auf ihre Tochter.
- Aber das kann doch nicht sein. Er geht doch jeden Tag zur Arbeit und kommt abends zur üblichen Zeit wieder nach Hause?
- Doch, es stimmt. Ich habe ihn im Park gesehen und im Werk angerufen. Dort hat man mir gesagt, dass er entlassen worden sei.
- Und warum hat er mir nichts davon gesagt? Warum hat er sich mir, seiner eigenen Frau, nicht anvertraut?

Einige Tränen rannen aus ihren Augen und hinterließen dunkle Spuren von Wimperntusche und Lidschatten. Mit einem Tüchlein wischte sie darüber. Dann murmelte sie, mit ungläubigem Blick.

- Nicht einmal mir, seiner Frau, hat er etwas gesagt. Nicht einmal mir, seiner Frau.
- Vielleicht hat er Angst, dass du ihn nicht mehr liebst?
- Aber Kind, wie kannst du so etwas sagen?
- Ach Mutter. Das musst du selbst besser wissen als ich. Vielleicht hast auch du Geheimnisse vor deinem Mann, vor uns allen? Eine Tochter, auch wenn sie immer schweigt, ist nicht blind.

Bei diesen Worten erhob sich die Mutter wortlos und ging energisch aus dem Wohnzimmer. Sonja hörte sie in der Küche hantieren. Sie räumte den Geschirrspülautomaten aus und ließ dabei Tassen und Teller auf den Tisch knallen, dass es nur so schepperte und klirrte. Mein Gott, dachte Sonja, was habe ich da nur angerichtet?

Am Weihnachtsabend spielte sich in der Familie das alljährliche Ritual ab. Der Weihnachtsbaum leuchtete in glänzendem Schmuck, die Lichter brannten, das Lametta funkelte und ein Rauschgoldengel schwebte oben an der Baumspitze. Unter dem Baum war die kleine Krippe aufgestellt, die Vater in seiner Jugend mit der Laubsäge angefertigt hatte. Die selbstgemachten Figuren hatten in ihrer naiven Unvollkommenheit etwas Rührendes. Man hörte aus dem Rekorder die gängigen und vertrauten Weihnachtslieder, zuweilen auch das flotte „Jingle Bells", und dann schritt man zur Bescherung. Die Geschenkpäckchen, auf denen kleine Namensschilder aufgeklebt waren, lagen verstreut unter dem Baum. Jeder hob das Seine auf und packte aus. Bald reihten sich auf dem Tisch neue Bücher, CDs mit beliebten Titeln und einiger Modeschmuck, auch eine rotgrün gemusterte Krawatte, ein neues Freizeithemd und vieles andere. Plötzlich stand die Mutter auf, trat auf ihren Mann zu und umarmte ihn, zärtlich und fest. Sie flüsterte ihm ins Ohr, aber Sonja konnte alles gut hören und jedes Wort verstehen.

- Bitte, verzeih mir. Ich gehöre von nun an nur mehr dir.

Dann schaute die Frau mit einem schuldbewussten Blick ihren Mann an. Ihm aber schossen Freudentränen in die Augen und er drückte sie fest und innig an sich.

- Du bist doch meine Einzige. Ich habe es gewusst und immer gehofft.
- Und wir werden es schaffen, du und ich. Auch mit weniger Geld werden wir glücklich sein. Glücklich in unseren Herzen.
- Und in unserer ehrlichen Liebe,

fügte er fast tonlos hinzu.

Sonja fühlte, dass nun wahrhaft Weihnachten geworden war, und ihr war ganz selig zumute.

Eifersucht

Als Rita eines Morgens den Wäschekorb ausleerte und Grob- und Feinwäsche sortierte, um die Waschmaschine zu füllen, entdeckte sie auf einem der weißen Herrenhemden ihres Mannes einen seltsamen lippenförmigen Abdruck unterhalb des Kragens. Es war mit Sicherheit die Spur eines Damenkusses. Sehr deutlich konnte man die Umrisse erkennen, schwach zwar, aber doch klar gezeichnet, die geschwungenen, etwas aufgeworfenen Lippen eines vollen Frauenmundes. Rita betrachtete eine ganze Zeit lang, wohl einige Minuten, dieses schwach abgedruckte Bild, das, wenn man es gegen das Licht hielt, feingliedrig wie ein Wasserzeichen, sogar die zarte Maserung von Frauenlippen erkennen ließ. Sie empfand leichten Schwindel. Ihr war, als ob der Fliesenboden des Badezimmers ins Schwanken geriete. Mit einer Hand musste sie sich am Rand des Waschbeckens festhalten, um nicht zu taumeln. Fieberhaft überlegte sie, wann ihr Mann, Dr. Florian Ehrhard, hoch angesehener Notar dieser Stadt, dieses Hemd wohl zum letzten Mal getragen hatte. Vor einigen Tagen waren sie zusammen beim Tanztee im Parkhotel gewesen, wo sich Paare aus besseren Kreisen regelmäßig trafen. Hatte sie, beim letzten Tango, zu vorgerückter Stunde, ihren Mann nicht leidenschaftlich an sich gedrückt? War sie da mit ihren Lippen seiner Schulter unabsichtlich nahe gekommen? Sie konnte sich nicht entsinnen, ihm beim Tanzen Küsse gegeben zu haben. Es war sowieso nicht ihre Art, vor anderen Leuten Zärtlichkeiten auszutauschen. Aber ab und zu legte sie schon mal ihr Gesicht an seine Brust, und da er einen Kopf größer war als sie, hätte dieser Lippenabdruck auch von ihr sein können. Aber sie war sich, so sehr sie auch nachgrübelte, nicht mehr sicher, ob sie es selbst gewesen sei. Ihr Mann bekleidete eine hohe Stellung, er musste seine Hemden täglich wechseln, denn bei der vornehmen Kundschaft, die täglich seine Kanzlei aufsuchte, war ein tadelloses Outfit unabdingbare Voraussetzung. Ach, dachte sie, du machst dir zu viele Gedanken. Es wird schon nichts gewesen sein.

- Na, mein Schatz, wie ging es heute?

- Eifersucht -

Florian war wie jeden Tag gegen 19 Uhr von der Arbeit heimgekehrt und begrüßte seine Gattin in der gewohnten jovialen Art.

- Hier riecht es prima. Was hast du Tolles gekocht?

Rita lächelte. Sie wusste, dass bei ihrem Mann die Liebe stets durch den Magen ging. Sie trat auf ihn zu und blieb vor ihm stehen, schaute ihn erwartungsvoll an und versuchte zu lächeln. Aber er nahm sie nicht in die Arme, fing auch nicht ihren Blick auf, sondern sah irgendwie über sie hinweg.

- Sauerbraten mit Knödeln, Flori, sagte sie schließlich, das magst du doch besonders gern.
- Und ob. Gerade heute hab ich einen Riesenappetit. Hatte nicht einmal ein Mittagessen. Schwierige Testamentsverhandlungen. Manche Mandanten sind eklig und verbohrt.
- Hattest du Ärger?

Rita schaute ihn teilnahmsvoll an. Doch er sah nur vor sich hinab auf den Teller, in den er eine Riesenportion geschöpft hatte.

- Manche Menschen sind so schwierig. Wenn sie nicht am Besitz kleben können wie Schmeißfliegen am Fliegenfänger, dann sind sie zum Sterben unglücklich. - Rita, mit manchen Menschen ist es furchtbar. In allem sehen sie nur ihr Eigentum. Dabei ist uns doch alles nur auf Zeit geliehen. Nur auf Zeit. Irgendwann muss man alles hergeben. Niemand weiß das besser als ein Notar.
- Nur mich nicht, Liebster.

Rita war zu ihm aufs Sofa gerutscht und wollte ihn mit beiden Armen umschlingen.

- Ja, dich nicht. Du gehörst mir - und ich - Dir.

Florian hatte es lieb und zärtlich gesagt, seine tiefe Stimme bekam in solchen Momenten einen warm singenden Klang.

- Aber jetzt bitte, lass mich essen. Ich vergeh vor Hunger.
- Und ich auch, sagte Rita und rückte etwas gekränkt von ihm ab.

Anschließend verbrachten sie zusammen einen harmonischen Fernsehabend, der Film handelte von Fremdgehen und Eifersucht. Es wurde kaum gesprochen. Rita ertappte sich immer wieder dabei, dass sie ihrem Mann einen prüfenden Seitenblick zuwarf. Ihr war, als müsste sie seine Augen überwachen, ob nicht ein verräterischer Glanz in ihnen aufleuchtete. Nach dem Film gingen sie sofort zu Bett, und eigentlich war ihnen beiden danach, noch ein wenig miteinander zu kuscheln. Aber in ihrem verletzten Stolz fühlte Rita in sich eine leise Trauer, deren Ursache sie nicht einmal hätte klar benennen können. Deshalb wandte sie sich ab, als sich Florian ihr nähern wollte. Sie vergrub sich in ihre Kissen. Er indessen machte danach auch keine weiteren Anstalten mehr auf sie zuzugehen, was sie eigentlich erwartet hätte, und schließlich versanken sie bald danach in ihren gewohnten Schlaf.

Der Lippenfleck auf dem Hemd wollte Rita auch die kommenden Tage nicht aus dem Kopf gehen. Immer wieder musste sie an ihn denken, an diesen Lippenfleck, und, ohne sich dessen recht bewusst zu sein, gewöhnte sie es sich an, ihren Mann unauffällig nach den einzelnen Punkten seines Tagesablaufs auszufragen.

- Könntest Du mir heute noch auf die Bank gehen und ein wenig Geld mitbringen. Du weißt, der Eismann kommt und gestern musste ich tanken. Vielleicht geht's nach der Testamentseröffnung mit den Erben von Gropius. Die ist doch heute um 14.00 Uhr angesetzt?
- Ja, gern, Liebes. Mach ich. Reichen 300 Euro?

Nachmittags konnte es dann passieren, dass sie sich ins Café Kreuz setzte, das sich gegenüber dem Notariat befand, in dem Florian arbeitete. Von einem Fenster aus überwachte sie dann, wer in die Kanzlei hineinging und wer herauskam. Obwohl dieses mehrstöckige Gebäude zusätzlich noch eine Frauenarztpraxis enthielt, fühlte Rita bei jeder einigermaßen gut aussehenden Frau, die eintrat oder herauskam, einen Stich, so, als ob diese es gewesen sein könnte, die sich an ihren Mann herangemacht hatte. Ach, das ist ja krankhaft, sagte sie darauf immer wieder zu sich selbst. Und doch nahm sie in diesem Café immer wieder ihren Beobachtungsposten ein.

- Na, Frau Ehrhard, sollen wir diesen Tisch jetzt für Sie reservieren? meinte eines Tages Rudi, der blonde Kellner, und blinzelte ironisch.

So ging das einige Tage. Zu ihrer Beruhigung hatte Rita keine Lippenflecken mehr auf den Hemden ihres Mannes gefunden. Aber, ob sie es nun wollte oder nicht, ihr Vertrauen war dahin, ebenso ihre Ruhe, sie lebte in einer dauernden Anspannung bei dem Gedanken, es könnte doch etwas gewesen sein. Sie musste einfach Gewissheit haben.

Eines Morgens kam ihr plötzlich der rettende Einfall. Sie griff zum Telefonhörer und rief Erna an, die Sekretärin, welche schon seit einigen Jahren bei ihrem Mann arbeitete, und die sie recht gut kannte. Erna war nicht gerade eine auffallende Schönheit, ihr Gesicht war eher durchschnittlich, aber mit den Augen konnte sie auf reizvolle Art spielen und auch sonst war sie nicht gerade übel gebaut. Öfter schon hatten sie sich eingeladen. Erna und ihr Mann bewohnten eine Neubauwohnung in der Vorstadt und auf ihrer Gartenterrasse konnte man sehr gemütlich speisen. So hatte sie sich mit Erna ein bisschen angefreundet und sich auch angewöhnt, sie in manchen praktischen Dingen um Rat zu fragen.

- Hallo Erna, kann ich dich sprechen? Hast Du ein wenig Zeit?
- Ach, Du bist's! Rita! Ich freu mich. Für Dich immer. Was ist? Wo brennt der Schuh?

Und so kamen sie ins Gespräch und Rita legte ihr, nach einer langen vorsichtigen Einleitung, umständlich dar, warum ihr Vertrauen zu ihrem Mann einen Riss bekommen habe.

- Seit ich diesen Lippenabdruck entdeckt habe, kann ich nicht mehr schlafen.
- Ach, du übertreibst. Dein Flori ist doch die Treue in Person. Das muss ich doch wissen, ich bin doch den ganzen Tag um ihn.
- Das ist es. Du musst es wissen. Nicht wahr, Dir würde doch auffallen, wenn mein Mann irgendeine private Verabredung hätte? Das müsstest du doch merken?
- Freilich. Aber Rita, du kennst mich doch. Ich bin in meiner Art offenherzig und harmlos, hab nie Hintergedanken. Aber ein X für ein U lass ich mir nicht vormachen. Ich riech es, wenn irgendwo geheime Süppchen gekocht werden.

Rita lächelte. Sie schwieg ein paar Sekunden.

- Bist du noch dran? erkundigte sich Erna.
- Ja, mir ist da ein Gedanke gekommen. Etwas ganz Ungewöhnliches. Dich wird es mit Sicherheit überraschen. Und vermutlich schickt sich so etwas überhaupt nicht. Aber, es würde mich beruhigen.
- Na, jetzt machst du mich aber neugierig. Schieß los? Was hast du für einen Schlachtplan?
- Könntest du nicht einmal, nur so zum Spiel, verstehst du, zur Probe, meinen Mann ein bisschen aufs Glatteis führen?
- Wie meinst du das? Erna war ernst geworden.
- Ich meine - wenn du mich jetzt sehen könntest, würdest du merken, dass meine Wangen vor Scham hochrot geworden sind. Ich meine, könntest du... Ach ich weiß, das könntest du gut. Oh, wie gut du das könntest! Wie sehr beneide ich dich darum.
- Also jetzt endlich mal raus mit der Sprache! Erna war ungeduldig geworden.

Und nun machte ihr Rita den Vorschlag, ob Erna nicht ihrem Mann zu verstehen geben könnte, mit Blick und Wort, dass er bei ihr Chancen hätte. Sie könnte ja einmal etwas länger in der Kanzlei bleiben, sich näher zu Dr. Ehrhard hinsetzen, dabei ihren Rock etwas hochrutschen lassen, beim Diktat ihn etwas länger als nötig anschauen, mit großen glänzenden Augen.

- Bist Du verrückt! sagte Erna. Das mutest du mir zu. Und wenn du damit dein Unglück heraufbeschwörst?
- Dann weiß ich wenigstens Bescheid.

Ein leiser Anflug von Bitterkeit und Gekränktheit war in Ritas Stimme gekommen, so dass Erna das Gefühl hatte, ihre Freundin ein bisschen trösten zu müssen.

- Hör mal, dein Mann ist dir treu. Ich bin sicher. Aber wenn es dich beruhigt, ich kann ihn ja mal testen. Du weißt, von mir hast du nichts zu befürchten.
- Das wäre ein echter Freundschaftsdienst.

Schon am nächsten Tag trug sich in der Notariatskanzlei folgende Szene zu.

- Entschuldigen Sie, Herr Ehrhard, Ihre Krawatte sitzt schief. Darf ich es korrigieren?

Erna hatte sich vor Florian hingestellt, schon etwas näher als üblich und richtete ihre Augen mit großem offenen Blick auf ihn, etwas länger, als ihr in ihrer Sekretärinnenrolle eigentlich zukam.
- Aber bitte, helfen Sie mir.

Florian konnte sich dem Charme dieser jungen Frau, die er schon lange Zeit nicht nur objektiv betrachtet hatte, nicht entziehen. Wie sie an ihn herantrat und mit ihren sanften Händen an seinem Kragen herumnestelte, wurde ihm leicht benommen zumute. Er sah in ihr Dekolleté und irgendwie geschah es, dass die beiden leicht aufeinander zukippten.

Und so kam es, dass Dr. Florian Ehrhard, der angesehene und hoch geachtete Notar der süddeutschen Kleinstadt, an diesem Abend nach Dienstschluss mit der jungen Erna in seinem dunkelroten Mercedes zur Stadt hinausfuhr, in den angrenzenden Mooswald, auf einem einsamen Wanderparkplatz anhielt, und sich dort, im Schutze der Dunkelheit, über eine Stunde lang mit seiner Sekretärin vergnügte.
- Dass ich das noch einmal erlebe, Erna, von einer jungen Frau begehrt zu werden.
- Pst! Erna legte ihm den Finger auf die Lippen. Sie wissen, wir sind beide verheiratet.
- Ja, das sind wir und wollen es bleiben. Nie würde ich meine Frau, meinen guten Lebenskameraden verlassen wollen. Und dir geht es sicher auch so.
- Ja, auch mir geht es so. Aber schon seit vielen Jahren habe ich Sie verehrt und heimlich geliebt. Das Komische ist, dass ich dabei gar nicht das Gefühl habe, meinem Mann was wegzunehmen.
- Genauso ergeht es auch mir. Weißt du, Erna - Florian verfiel nun in das Du - ich empfinde für meine Frau mehr Zärtlichkeit, als sie überhaupt will. Wenn ich mich ihr nähere, ist es oft so, dass sie mich mit sanftem Druck von sich weist.

Als sie beide das sagten und sich so ihre gegenseitigen Gefühle eingestanden, ihre Worte rasch und hitzig ausstoßend, da drückten sie sich fest an sich, Brust an Brust, so stark sie konnten. Sie hielten sich fest aneinander und umklammerten sich in ihrer beiderseitigen Einsamkeit, auch in

ihrem beiderseitigen guten Willen, dem Partner treu zu sein, dem sie sich vor Gott und der Welt versprochen. Und kein Glück der Welt hätte dem Glück gleichen können, das sie hierbei miteinander empfanden.
Plötzlich aber sagten sie, fast gleichzeitig, und mussten darüber lachen, dass sie es fast gleichzeitig sagten:

- Eigentlich müssten wir jetzt doch ein schlechtes Gewissen haben.

Beide waren sehr ergriffen. Sie schauten sich lange in die Augen, tief und ernst, bevor Florian entschieden weitersprach.

- Nein, wir wollen alles so belassen, wie es ist, unseren Familien treu sein und doch an uns unsere Freude haben.
- Ja, so wollen wir es halten.

Und wieder stürzten sie, von ungestilltem Hunger nach Zärtlichkeit getrieben, in ihre Umarmungen und küssten sich, tief und innig, und wenn sie damit fertig waren, sahen sie sich wieder in die Augen und begannen das Spiel von neuem.
Und was an diesem Abend geschah, sollte sich an den folgenden Tagen wiederholen, immer an irgendeinem geheimen Ort, sei es im Nebenraum der Kanzlei, oder auf einem schattigen Parkplatz oder sonst wo. Sie wurden Kameraden der Zärtlichkeit in ihrer festen Absicht zur Treue.

Einige Tage später rief Erna ihre Freundin Rita an.

- Hör zu, Rita, du kannst wirklich unbesorgt sein. Dein Mann ist treu wie Gold. Ich hab ihm Avancen gemacht, ihm unmissverständlich angedeutet, dass er bei mir Chancen hätte. Er blieb kühl wie ein auf Eis gelegter Fisch und deutete mit freundlichem Lächeln auf seinen Ehering. - Glaub mir, Rita, auf deinen Flori kannst du dich wirklich verlassen.
- Oh, ich bin ja so erleichtert. Du bist wirklich meine beste Freundin.

Und auch Rita konnte Erna einiges erzählen über manche erstaunliche Beobachtung, die sie in den vergangenen Tagen an ihrem Mann gemacht hatte. Viel zuvorkommender sei er geworden, habe ihr, seit langer Zeit zum ersten Mal, wieder Blumen gebracht, und sogar in seiner Zärtlichkeit wirke er seit neuestem viel jugendlicher und spontaner, beweise ein ungestümes Temperament, das sie seit Jahren an ihm nicht mehr gekannt habe. Kurzum, Ernas Sympathieangebot habe ihn von Grund auf verwandelt. Ihr Flori sei wie ausgewechselt und auch sie sei nun wieder sehr glücklich.

Und glücklich waren sie nun in der Tat alle vier, ein jedes auf seine Art. Wann aber immer sich Gelegenheit bot, schenkten sich Erna und Florian ihre heimlichen Küsse. Wohl darf man annehmen, dass es irgendwann bei den Küssen wahrscheinlich nicht bleiben würde. Rita indessen hatte ihren Mann wieder gefunden und hing an ihm in liebender Treue. Und Amor, der gütige Gott aller Liebenden, breitete einen schützenden Schleier über das, was im Interesse der Liebe nicht bekannt werden durfte. Allerdings lauerten auch schon die Erinnyen, rachsüchtige Göttinnen, die den Menschen jegliches Glück neideten, in ihren Verstecken und wetzten ihre Geierschnäbel.

Die Liliputanerin

Schon seit mehreren Wochen ging Johannes, Stud.phil. im ersten Semester, jeden Morgen die Steinlachallee entlang, die Aktentasche unterm Arm, und schaute zu dem sanften Bergrücken empor, der sich länglich über dem Neckar hinzog, dem Österberg, auf dem sich die prächtigen Villen der Verbindungshäuser aneinander reihten und vom Stolz ihrer akademischen Inhaber kündeten. Auf der anderen Seite, flussaufwärts, erkannte man schon den massiven Turm der Stiftskirche, und im Anschluss daran den mächtigen Koloss der Burg Hohentübingen, die trotzig über der Altstadt thronte. Johannes war ein fleißiger und gewissenhafter Student. Nie versäumte er seine erste Vorlesung am Tag, die schon um acht Uhr, einer für Studenten strengen Zeit, in der Neuen Aula stattfand. Sie handelte von französischer Literatur und Linguistik, und das Auditorium Maximum war stets bis auf den letzten Platz besetzt.

Johannes stammte aus einfacher Familie, sein Vater war vor wenigen Jahren an späten Kriegsfolgen verstorben, ein stiller, in sich gekehrter Mensch, der seiner Familie mit Sanftmut vorstand und in allen wichtigen Entscheidungsfragen das Heft seiner Frau überließ, die als fromme und gewissenhafte Mutter ihre Kinder nach überlieferten Moralvorstellungen streng erzog, manchmal auch mit dem Kochlöffel, wenn sie es für nötig hielt.

Als sich Johannes von seiner Mutter verabschiedete, damals beim Umzug ins Tübinger Studentenwohnheim, stand sie an der Haustür, und ihre Augen wässerten gewaltig. Denn sie war eine gefühlvolle Frau und der Abschied ihres geliebten Sohnes griff ihr mächtig ans Herz. Aber auch Johannes musste ein Würgen im Hals unterdrücken, denn er spürte schon damals eine unbezwingliche Sehnsucht nach Mutters wohlschmeckenden Spätzle und dem nahrhaften Braten, den sie, ohne an Kalorien zu denken, mit kräftigem Schweineschmalz zubereitete. Im übrigen warnte sie ihn eindringlich vor allzu leichtfertigem Kontakt mit dem anderen Geschlecht, denn sie wolle, wie sie sich ausdrückte, unter keinen Umständen Großmutter werden, bevor eine ordentliche Heirat eine solche Fortpflanzung vor Gott und der Gesellschaft abgesegnet haben würde. Und so empfand Johannes auch damals schon eine ordentliche Scheu vor weiblicher Nähe, während sich in ihm seine menschlichen Naturtriebe doch gesund und kräftig entwickelten. Wenn er in der Aula saß, im Auditorium, dann betrachtete er zuweilen sehnsüchtig manchen weiblichen Hinterkopf, den eine blonde Mähne verhängte und von dem nicht selten, wie damals Mode, ein kräftiger Pferdeschwanz hin und her baumelte. Von der Seite erkannte er hierbei manches sensible Mädchenprofil, manche zarten rosafarbenen Wangen, auf die sein eigener Mund ganz gut draufgepasst hätte. Und zuweilen sah er auch leicht aufgeworfene Lippen, die wohl zu einem vollen Schmollmund gehörten, der ebenfalls als Landeplatz fliegender Lippen gut geeignet gewesen wäre. Das alles sah Johannes und spürte dabei sein Blut wogen und wallen. Doch eines dieser Mädchen anzusprechen oder gar auf ein Treffen einzuladen, dazu fehlte es ihm an der nötigen Übung und an der Courage. Seine Meisterschaft bestand lediglich darin, diese begehrenswerten Geschöpfe von hinten und von der Seite zu betrachten. Vielleicht hätte ihn ein beherzter Ratschlag eines älteren Kommilitonen aufrütteln und ihm den Sprung zur eigenen Tat erleichtern können. Aber so weit ging, jedenfalls in den ersten Wochen seines Studiums, sein Vertrauen zu keinem seiner Mitstudenten. Und Johannes blieb daher allein und litt ein wenig unter seiner Einsamkeit. Übers Wochenende fuhr er meist mit der Eisenbahn durch das Neckartal nach Hause und tat sich an Mutters Tisch mit dampfenden Spätzle und Braten gütlich.

Eines schönen Tages hatte Johannes ein Erlebnis, das ihm beinah eine erste, wenn vielleicht auch nur vorläufige Bekanntschaft beschert hätte. Die katholische Hochschulgemeinde veranstaltete einen Tanz- oder Begegnungsabend für die Erstsemestrigen, zu dem sich auch Johannes einfand. In dem saalartigen Tagungsraum des Studentinnenwohnheims herrschte bereits dichtes Gedränge. Viel akademisches Volk hatte sich versammelt und der Studentenpfarrer, ein agiler wortgewandter Herr in schwarzer Priesterkleidung, hielt seine Eröffnungsansprache. Danach suchte man sich ein Plätzchen und hielt nach Gesprächspartnern oder -partnerinnen Ausschau. Die gelehrte Unterhaltung, so wie sie in akademischen Kreisen üblich war, bot für diese Gespräche den passenden unverbindlichen Rahmen. Die geheime Verlockung einer weiterreichenden Beziehungsanbahnung glomm dabei verheißungsvoll auf. Auch Johannes kam an einen Tisch und sah sich einer jungen Studentin gegenüber, die ein überaus reizendes Gesicht hatte und mit ihren deutlich blickenden Augen ihre Umwelt lebenslustig musterte.

„Hallo, ich heiße Roswitha, und du?"
„Ich bin der Johannes. – Angenehm."
„Bist du neu hier?"
„So neu, wie wohl die meisten, die hier sind", sagte Johannes, ein wenig bestürzt über die zudringliche Fragerei des Mädchens.
„Auch ich bin Anfängerin. Ich studiere Anglistik und Geschichte."
„Ach, wohl auf Lehramt?"
„Ja, auf Lehramt. Und du?"
„Germanistik und Romanistik, auch auf Lehramt."

Inzwischen hatte sich dem Gespräch ein etwas belustigter Unterton beigemischt, den das heimliche Lachen der Gesprächspartnerin Roswitha wie auch der etwas hölzerne Gang der Fragen bewirkt haben mochten. Johannes begann nun, das Gespräch systematisch auszudehnen und redete über eigene Schulerfahrungen, die ja, wie bei Roswitha, noch nicht weit zurücklagen. Voll feuriger Begeisterung schilderte er seine Leidenschaft für den lehrenden Beruf und auch Roswitha pflichtete ihm lebhaft bei und beteuerte, auch sie würde sich mit jeder Faser ihres Herzens auf das Lehramt freuen. Denn der Umgang mit jungen Menschen, dieser Ansicht waren sie beide, sei ein großes Glück und so etwas wie eine Lebensversicherung dafür, dass das eigene Herz und Gemüt immerdar jung bleiben müsste.

Nun war bei Johannes vollends der Bann gebrochen. Er fühlte, dass er hier eine verwandte Seele getroffen hätte, und wohlgefällig ruhte sein Blick auf dem angenehmen und reizenden Mädchengesicht Roswithas, dessen glänzende dunkelbraune Haare ihr die Stirn weich umgaben. Er bemerkte, wie sich in den Augen des Mädchens ein feuchter Schimmer zeigte, und deutete diesen feuchten Schimmer als einen Beweis ihrer emotionalen Teilnahme. Sollte ich etwa, fragte er sich, auf Roswitha einen positiven Eindruck gemacht haben? Wäre ein Werben um Freundschaft bei ihr erfolgversprechend? Könnte ich sie fragen, ob sie mit mir ausgehen würde? Wäre es wohl möglich, dass das Glück, diesen jungen warmen Mädchenkörper in Armen zu halten, mir schon aus nächster Nähe winkte? Und Johannes fühlte, wie all sein jugendliches Blut ihm durch alle Körperbahnen schoss und ihn ungestüm erregte. Immer lebhafter unterhielten sie sich über dieses und jenes. Und Johannes bemerkte, über sich selbst belustigt, dass er fachmännisch in Gebieten herumredete, in denen er sich wahrlich nicht im Geringsten auskannte. So sprach er über Theologie, Weltraumforschung, über die moralischen Fragen der Gentechnologie und setzte dabei ein ernstes Gesicht auf. Auch sie schien von den Dingen nicht allzu viel zu verstehen, denn sie pflichtete ihm immer bei, selbst bei Punkten, wo er, wie er ganz deutlich fühlte, gar nicht im Recht sein konnte. Sie kamen derweil gar nicht auf den Gedanken, auf die Tanzfläche zu gehen. Was Johannes sehr recht war, denn seine Fähigkeiten auf diesem Gebiet waren wegen mangelnder Übung durchaus bescheiden, obwohl er vor drei Jahren an dem obligatorischen Tanzkurs seines Gymnasiums teilgenommen hatte.

Als sich der Abend dem Ende zuneigte, fasste sich Johannes ein Herz und fragte Roswitha:
„Darf ich Dich heimbegleiten? Ich würde mich freuen. Gerne ginge ich jetzt noch ein paar Schritte mit Dir allein. Tübingen ist ja bei Nacht so romantisch."
Er sah wohl, wie Roswithas Augen aufleuchteten.
„Aber gern. … Ich freue mich sehr." Doch da glaubte er in Roswitha eine leichte Unsicherheit zu verspüren, so als ob Schamröte ihre Wangen verdunkeln wollte. Aber er deutete diese kleine Hemmung durchaus als ein positives Vorzeichen auf die Charakterfestigkeit dieses Mädchens, das sich wohl nicht mit jedem Hergelaufenen einlassen wollte.

„Also, Roswitha, dann wollen wir gehen. Ach, ich freue mich so…“

Doch in diesem Moment geschah etwas Grässliches. Johannes hatte sich von seinem Platz erhoben und wollte Roswitha, die zur Wand hin saß, den Weg erleichtern und schob ihr deshalb einen Stuhl zur Seite, damit sie besser aufstehen könne. Wie sie nun aber von ihrem Platz aufstand, fiel ihr Körper um dreißig Zentimeter förmlich nach unten, sie schien zur Zwergin zu mutieren und schaute ihn von unten mitleiderregend an. Erst jetzt sah Johannes, dass Roswitha viel zu kurze Beine hatte, was sicherlich das Ergebnis einer Wachstumsstörung war. Es handelte sich bei ihr, daran bestand kein Zweifel, um eine Liliputanerin. An ihrem Oberkörper konnte man die Beeinträchtigung in keiner Weise erkennen. Sitzend, ihre kurzen Beine verbergend, war sie das reizendste Mädchen von der Welt. Johannes war wie gelähmt. Ein Schock hatte ihm beinah alle Besinnung geraubt. Er konnte nur noch verlegen stammeln.

„Aber, Roswitha, das ist ja furchtbar. Das habe ich nicht gewusst. - - - Du wirst verstehen, dass ich so - - - . Ich wünsche Dir alles Gute.“
„Oh ja, ich verstehe. - - - Das war mir schon von Anfang an klar. - - - Du bist nicht der Erste. - - - Aber, ich hätte dich lieben können. Wir haben uns so gut unterhalten.“
Roswithas Gesicht, das ihm jetzt wegen ihres kleinen Wuchses wie ein Kleinmädchengesicht vorkam, stand in vollen Tränen. Eigentlich hätte Johannes nun schützend die Arme um Roswithas Schultern legen und sie trösten müssen. Doch in seiner ganzen Verlegenheit schien er nur ratlos und innerlich bestürzt. Fluchtartig verließ er den Saal und ließ Roswitha zwischen anderen Studenten, die den Vorfall kaum beachtet hatten, stehen.

Er eilte mit schnellen Schritten durch die kühle Frühlingsnacht nach Hause, auf seine Studentenbude, schaute in den Spiegel und war beschämt. Ich bin doch ein schäbiger Typ, sagte er sich. Dann trank er eine Flasche des säuerlichen Biers, das als einzige Hausmarke in diesem Wohnheim vertrieben wurde, und warf sich auf seine Liege, wo ihn alsbald ein traumloser Schlummer in eine andere Welt entrückte.

Elsa, die Wespe

Verehrter Leser, verehrte Leserin. Nun will ich eine Geschichte erzählen, die feiner veranlagten Menschen eigentlich kaum zuzumuten ist. Sie stößt sozusagen an die Grenzen des guten Geschmacks, verletzt jene Empfindungsmaßstäbe, die sich gesittete Menschen von ihrer Kinderstube an wie ordentliche Kleidung angelegt haben. Zwar ist die Geschichte frei erfunden, aber sie ist eben doch denkbar, und vor allem, und das ist hier das Entscheidende, ihr Ursprung liegt in realen persönlichen Erfahrungen.

Stellen Sie sich eine Frau vor, mittleren Alters, die ziemlich vornüber gebückt daher kommt, ein Gefährt vor sich herschiebend, eine Art Kinderwagen oder vielleicht auch Einkaufswagen, vielleicht aber auch eine Gehhilfe, wie sie alte Menschen manchmal benutzen. In diesem Gefährt liegt nicht etwa ein Kind, wie man erwarten würde, sondern ganz anderes, zum Beispiel eine Spielzeugpuppe oder ein Blumentopf, aber meistens irgendein widerlicher Unrat, übel riechende Abfälle, aus Mülleimern entnommen. Denn sie hat es sich zur Gewohnheit gemacht, an den Tagen der Müllabfuhr die Müllbehälter zu inspizieren und alles herauszunehmen, was sie brauchen kann. Dabei geht sie mit ihrem Wagen verstohlen von einer Tonne zur anderen, schaut sich prüfend nach allen Seiten um, ob sie auch von niemand beobachtet wird, und öffnet dann die gelben Deckel, rührt im Abfall herum und fischt sich diverse Dinge heraus, vor denen sich normale Menschen die Nase zuhalten. Das kann ein alter Salatkopf sein, sonstiges verfaultes Gemüse, zuweilen auch stinkendes Fleisch, von dem ein Heer kleiner Mücken davonfliegt, sobald frische Luft und helles Licht darauf fällt. Aber auch anderer Müll ist vor ihrem Zugriff nicht sicher, aus Kleidercontainern, Papiertonnen. Und wenn Sperrmüll abgeholt wird, dann ist das für sie ein wahrer Festtag. Des Nachts, wenn die Menschen schlafen, schleicht sie wie ein Dieb mit einer Taschenlampe durch die Gassen und belädt ihren Kinderwagen mit völlig unbrauchbarem Gerümpel, alten Schubladen, gedrechselten Tischbeinen und speckigen Sesselpolstern.

- Elsa, die Wespe -

Wer dieser Frau begegnet, macht um sie einen weiten Bogen, denn es entströmt ihr ein Geruch, der jeden Menschen in die Flucht jagen muss. Sogar in Geruchsdingen abgebrühte Chemiker, die täglich lange Stunden in H2S-geschwängerten Räumen verbringen, könnten ihre Nähe nicht eine Minute lang aushalten. Das Seltsame dabei aber ist, dass sie selbst wohl spürt, wie abstoßend sie auf die menschliche Umgebung wirkt, aber in keiner Weise darüber traurig zu sein scheint. Im Gegenteil, wenn sie, ihren Wagen vor sich herschiebend, mit ihrem trippelnden Gang in eine Gruppe Menschen hineinstößt, und wenn dann diese panikartig auseinanderstieben, angeekelt von ihrem beißenden Geruch, dann verklärt ein selbstzufriedenes Lächeln ihr Gesicht und sie scheint glücklich und vergnügt zu sein. In solchen Augenblicken hätte man sie sogar als schön bezeichnen können, denn sie war eigentlich noch nicht alt, hatte kaum die Vierzig überschritten. Aber diese Frau, von der hier erzählt wird, hatte einen gebückten Gang, der sie viel älter machte, als sie in Wirklichkeit war, und sie schien überhaupt in ihrem ganzen Körper etwas verwachsen. Die Beine, deren rasches Trippeln an eine fliehende Spinne denken ließ, waren um einiges zu kurz geraten. Diese Frau, nennen wir sie Elsa, lebte völlig allein, und in diesem Alleinsein wurzelt ihre merkwürdige Geschichte, die der Erzähler durch intensive Nachforschungen ans Tageslicht fördern konnte.

Schon als Kind war Elsa ein tragisches Geschöpf. Durch ihre zu kurz geratenen Beine war sie nicht in die Gruppe ihrer Altersgenossen integriert. Wenn Kinder spielen, dann laufen sie, rennen einander davon, erhaschen sich, springen, hüpfen und freuen sich an ihrer eigenen Beweglichkeit. Ein kurzbeiniges Mädchen wie Elsa konnte an solchen Spielen nicht teilnehmen. Sie war von vornherein ausgeschlossen. Auch später, als aus ihr ein Backfisch geworden war, waren ihr die gesellschaftlichen Spiele junger Menschen gewissermaßen verwehrt. Gleichwohl regten sich auch in ihr mit Macht die Sehnsüchte heranwachsender Mädchen und sie verlangte intensiv nach einem Freund, an dessen starken männlichen Schultern sie sich anlehnen und ausweinen durfte. Manchmal saß sie bei einem Tanzabend unter den andern und versteckte ihre kurzen Beine unter einer Tischplatte. Dann konnte es wohl geschehen, dass sich junge Männer für sie interessierten, sich mit ihr unterhielten, denn sie hatte damals noch ein frisches und aufgeweckte Gesicht, konnte schnell reagieren und war alles andere als langweilig. Aber sobald sie hinter ihrem Tisch aufstand und die jungen Burschen ihren geringen Körperwuchs bemerkten, schreckten sie meist vor ihr zurück und gingen auf Abstand.

So erlebte Elsa viele Enttäuschungen. Bis sich eines Tages in ihr ein seltsamer Gedanke festsetzte. Vor Jahren schon war sie als Kind einmal barfüßig in ein Wespennest getreten und von diesen schwarzgelbgestreiften Insekten fürchterlich gestochen worden. Der höllische Schmerz saß zeitlebens in ihr fest wie ein unvergängliches Trauma, und sobald sich ihr später Wespen näherten, ergriff sie panikartig die Flucht. Eines Tages begann Elsa die Wespen wegen ihrer unbezwinglichen Macht über die Menschen zu beneiden. Wer so mächtig ist und allein durch sein Auftreten alle andern verjagen kann, der muss in gewisser Weise glücklich sein, sagte sie sich, der muss im Bewusstsein dieser Macht Lust empfinden. Und so bildete sich in ihr nach und nach der Gedanke heraus: wenn mich die andern nicht haben wollen, dann will ich die andern auch nicht um mich haben. Ich will sie mit meinem Körper vertreiben, ich will sie mit meinem Anblick verjagen, allein mein Erscheinen muss auf sie so wirken, dass sie in Panik geraten und vor mir fliehen. Wenn mir schon keine Liebe gewährt wird, dann will ich die Macht des Schreckens auskosten, indem ich die andern abstoße. So abstrus und skurril diese Vorstellung anfänglich war, so setzte sie sich mit der Zeit immer mehr in ihr fest und flößte ihr ein eigentümliches Lustgefühl ein, das, ausgehend von der Bauchgegend, sie wie ein warme Welle überflutete und ihr Herz schneller schlagen ließ.

Von diesem Tage an begann sie systematisch nachzuforschen, wie sie ihren eigenen Geruch derartig ins Widerwärtige verändern könnte, dass dessen abstoßende Wirkung die größtmögliche sei. Sie begann nun alten Müll zu sammeln und sich in diesem Müll zu suhlen. Sie legte die verdorbenen alten Speisen, das stinkende Fleisch, die schimmelnden Gemüsereste auf ihre Haut und atmete mit Wollust deren scharfe Dämpfe ein. Dann kochte sie aus dem Abfall eine heiße Brühe und legte ihre Kleider hinein, die durch dieses Stinkbad unweigerlich die übelsten Gerüche annehmen mussten. Und es bereitete ihr ein seltsames Behagen, wenn sie diese so behandelten Kleider, nach dem Trocknen in der Sonne, anlegte, an sich roch und sich dabei im Spiegel betrachtete. Um ihre Lippen spielte dabei ein genüssliches Lächeln, ihre Augen funkelten diebisch und sie fühlte in ihr eine wespenartige Macht.

Eines Tages indessen geschah etwas Seltsames. Sie hatte nämlich begonnen, auch ihre eigenen Körperausdünstungen einzusetzen, um die üble Geruchswolke noch aufdringlicher zu machen. Aus Erfahrung wusste sie, dass der Verzehr bestimmter Speisen, Knoblauch und Zwiebeln, an den betreffenden Menschen hinterher noch lange gerochen werden konnte. Diese Erkenntnis übertrug sie nun auf ihr eigenes Vorhaben und braute die aus dem Müll gesammelten Abfälle zu merkwürdigen Speisen zusammen, welche sie, zunächst mit Überwindung dann zunehmend mit selbstzerfleischendem Genuss, verzehrte. Glücklicherweise besaß sie einen robusten Magen und auch ein unverwüstliches Verdauungssystem, so dass ihr diese seltsame Nahrungszufuhr zunächst keine Beschwerden verursachte. Aber an diesem Tage musste sie doch etwas allzu Schlimmes gegessen haben, denn auf einer Parkbank, direkt neben einem Abfalleimer, sank sie plötzlich ohnmächtig um und lag völlig leblos da, mit verzerrten Augen und bläulichen Lippen. Passanten entdeckten sie und alarmierten das rote Kreuz. Die Helfer, diese tapferen Männer, kamen sofort und traten beherzt auf Elsa zu. Offenbar waren sie schon Schlimmes gewohnt, seit langem gehörten betrunkene Stadtstreicher zu ihrer täglichen Kundschaft, und so konnten sie, ihren Ekel berufsmäßig überwindend, die Frau anfassen und auf einer Bahre in den Rotkreuzwagen hieven. Im Krankenhaus stellte man dann fest, dass Elsa unter einer schlimmen Lebensmittelvergiftung litt und schon mit dem Tode rang. Nur mit allergrößter Mühe der ärztlichen Kunst konnte man sie nach geraumer Zeit wieder ins Leben zurückholen. Der Fall wurde natürlich der Behörde gemeldet, und man überwies Elsa in eine Heil- und Pflegeanstalt, in der sie nun schon seit vielen Monaten lebte. Aber es war nicht abzusehen, ob man sie je wieder in die bürgerliche Gesellschaft würde entlassen können. Trotz allem Bemühen des Pflegepersonals weigerte sich Elsa standhaft, normales Essen zu sich zu nehmen, sondern verlangte beharrlich nach Küchenabfällen. Ebenso sträubte sie sich dagegen, frisch gewaschene Sachen anzuziehen, nur übel riechende Kleider wollte sie akzeptieren.

Eines Tages jedoch wurde ein alter Pfarrpensionär, Vinzenz Haberstroh, auf sie aufmerksam. Seit vielen Jahren verrichtete dieser würdige, gute alte Mann hier seinen Dienst, hielt ab und zu eine Messe und nahm sich im übrigen all jener Menschen an, die in irgendeiner Weise des seelischen Beistandes bedurften. Verwundert beobachtete er Elsa, die gerade wieder einmal in der Krankenhausküche mit verdorbenen Speisen abgefüttert wurde und mit ihren vor Schmutz klebrigen Händen schimmelndes Brot und faulendes Bratenfleisch in ihren Mund schob. Zunächst schüttelte es den alten Pfarrer bei diesem Anblick vor Ekel und er fragte sich in seinem Innersten, wie es denn mit einem gesunden Menschen so weit habe kommen können. Aber wo waren die Grenzen zwischen Gesundheit und Krankheit, wo endete die Normalität und wo begann das Absonderliche, das Anormale? Und wie es seiner Gewohnheit entsprach, wurde er für einen Augenblick ganz still und versank in ein stummes Gebet. Danach zog er aus seiner Soutane ein kleines Fläschchen hervor, das man der Form nach auch gut als einen Flachmann hätte missdeuten können, und benetzte sich mit dessen Inhalt seine rechte Hand, die er an seine Stirn führte und sich bekreuzigte. Offenbar handelte es sich bei diesem Fläschchen um einen eisernen Vorrat puren Weihwassers, den der alte Geistliche, der übrigens abergläubischen Vorstellungen anhing, an den leibhaftigen Teufel glaubte und sich in seiner früheren Tätigkeit auch schon mit Praktiken des Exorzismus beschäftigt hatte, als eine geistliche Allzweckwaffe gegen alles Böse bei sich führte. Als er vorsorglich sich selbst bekreuzigt hatte, benetzte er noch einmal seinen Zeigefinger mit Weihwasser und legte ihn dann der überrascht und verstört blickenden Elsa auf die Stirn. Er schaute sie eindringlich an und sprach Segensworte, die sowohl Elsas zerrüttete Seele aufrichten, aber auch den widerwärtigen bösen Geist, der, nach des Geistlichen unbeirrbaren Überzeugung, in ihr hausen musste, vertreiben und verjagen sollten.

Plötzlich schwand Elsa, die sich überhaupt an keine liebevolle Berührung solcher Art erinnern konnte und der diese Erfahrung also völlig fremd war, vor ungewohntem Zärtlichkeitsschauer das Bewusstsein. Sie versank in einen abgrundtiefen Traum. Dabei geschah in ihr eine seltsame Verwandlung. Sie fühlte sich nämlich in einen Schmetterling verwandelt, einen buntfarbenen großen Schillerfalter, wie der Kenner erklärend sagen würde. Diese schönen Falter haben eine ausgeprägte Vorliebe für übel riechende Stoffe. Sie saugen begierig an Hundekot und an toten Schnecken. Vor allem schätzen sie den Geruch frischer Pferdeäpfel. Will man sie anlocken, dann muss man im Wald an geeigneten Stellen überreifen, stark riechenden Käse ausbringen. Aber kein Mensch kann beschreiben, welch glückliches Wohlbehagen in Elsa aufkam, als sie träumend mit der Schwerelosigkeit eines Schmetterlings von einer Blume zur andern fliegen durfte und sich von vielen Kinderaugen wegen ihrer ausnehmend schönen Flügel bewundert sah. Plötzlich entstand in ihr ein Selbstwertgefühl, ein Bewusstsein von fraulicher Schönheit und Würde, das sie in dieser Art während ihres ganzen Lebens noch gar nie kennen gelernt hatte.

Dieser Traum dauerte nur kurze Zeit, nur einige Minuten, dann wachte sie auf. Das erste, was sie nach dem Aufwachen empfand, war ein unbezwingliche Bedürfnis, sich gründlich zu reinigen. So schnell sie ihre Beine trugen, rannte sie in das nächstgelegene Bad, ließ sich eine Wanne voll laufen und badete ihren Körper in warmem Seifenwasser. Dabei hatte sie das Gefühl, als würde sie von Johannes, dem Vorläufer des Erlösers, im Jordan neu getauft. Sie entstieg dem Bade, hüllte sich in einen weißen Umhang und bat eine Schwester, ihre stinkenden Kleider zu verbrennen.

Dann gab man ihr eine schlichte Schwesterntracht und führte sie in die Krankenhausküche zurück. Dort erlebte sie in sich ein anderes Gefühl, das ihr gänzlich neu und fremdartig war. Ihr Magen nämlich verlangte derart gebieterisch nach normaler Speise, dass sich ihr Bauch schmerzhaft vor Hunger zusammenzog. Man reichte ihr frische Semmeln und goss ihr eine Tasse Bohnenkaffee ein. Beim Verzehr dieser ersten gesunden und frischen Menschenmahlzeit erlebten die umstehenden Schwestern an Elsa eine erstaunliche äußere Veränderung. Ihr Körper nämlich dehnte und streckte sich und nach nur geringer Zeit stand sie auf und konnte, ohne Gehhilfe, aufrecht im Raume hin- und hergehen. Auch hatte ihr Gesicht wieder jenes Lächeln zurück gewonnen, das sie in ganz früher Jugend schon einmal an sich gehabt hatte. Vinzenz Haberstroh, der Pfarrpensionär, welcher als stiller Beobachter dabei stand, holte noch einmal sein Fläschchen aus der Soutane hervor, öffnete es und besprengte Elsa mit Weihwasser, darauf sagte er nur die beiden schlichten Worte: „Sei gesegnet“.

Ferienidylle

Einzelne Regentropfen troffen vom Dach und fielen auf die irdenen Wegplatten. Das Mädchen trippelte über die Terrasse und lugte vergnügt in den Garten. Hielt sie Ausschau nach den Wiesenblumen, die erst vor ein paar Tagen ihre Blüten geöffnet hatten? Oder schaute sie ungeduldig zum Himmel, um zu sehen, ob sich die grauen Regenwolken bald verzögen? Es war ungewiss, nicht sicher auszumachen, das Kind blieb einige Minuten unschlüssig im Freien und kehrte dann missmutig wieder ins Haus zurück. Hinter der Rosenhecke raschelte etwas. Vielleicht hatte sich ein Igel dahinter verkrochen. Plötzlich flatterte eine Elster mit ihrem schwarzweißen Gefieder über die Wiese, wie im Sturzflug steuerte sie einen blinkenden Punkt im Grase an, der trotz fehlender Sonne sogar bei mattem Tageslicht leuchtete. Vielleicht war es ein Schlüsselbund, der eine Leuchtschrift trug? Der Vogel packte das blinkende Etwas und entführte es mit seinen scharfen Krallen in ferne himmlische Weiten. Braune Wegschnecken krochen über die grauen Platten und hinterließen eine klebrige Schleimspur. Fliegen schwirrten durch die Luft und setzten sich auf diese Schneckenspur. Manchmal krabbelte ein Käfer über den Weg und stellte sich unvermittelt tot, wenn ihn irgendetwas erschreckte. Aber weit hinter dem Hügelbeet wimmelten viele Ameisen in sandiger Erde. Sie trotzten der Feuchtigkeit und rannten emsig durcheinander. Sicher hatte jede von ihnen eine genau abgegrenzte Aufgabe. Sie mussten nicht denken, was sie zu tun hatten, ein angeborener Instinkt sagte es ihnen. Es gab für sie keinen Unterschied zwischen Freizeit und Arbeit. Sie lebten, weil sie ohne Unterlass ihre Aufgabe erfüllten. Beneidenswerte Ameise!

Auf der Straße hörte man den Lärm anfahrender Autos. Es war Ferienbeginn. Die Nachbarn waren im Begriff, abzureisen. Sie hatten ihren Wagen vollgepackt und ihren Wohnwagen angehängt. Es sollte, wie sie zuvor beiläufig erwähnt hatten, nach Südfrankreich gehen, in die Camargue, zu den Zigeunern und Wildpferden. Ich ging wieder ins Haus zurück und stieg die Treppe zu meinem Arbeitszimmer empor. Ich wollte schreiben, obwohl ich nichts wusste. Fast fühlte ich in meinem Gehirn die Leere der Entschlusslosigkeit. Aber ich wollte den gedanklichen Zufällen nachspüren. Einziges Gebot war die Kürze der Sätze. Nur Gedanken und Wahrnehmungen galt es zu fühlen und zu notieren. Was ist schon Handlung, Absicht, Ziel? Lenken diese Dinge nicht alle ab von dem eigentlichen Gefühl, dass man lebt und existiert? Ferien sind eine schöne Zeit der Absichtslosigkeit. Man gleitet von einer Minute in die andere. Man sieht die kriechende Schnecke und deren Schleimspur. So kriechen die Stunden des eigenen Lebens voran.

Wo ist das Mädchen, das ich zuvor gesehen habe? Ich suche es in der ganzen Wohnung. Plötzlich entdecke ich in meinem Bett einen kleinen Hügel. Die Daunendecke verbirgt eine kleine menschliche Gestalt. Ich nähere mich vorsichtig, lautlos, auf Zehenspitzen. Dann ziehe ich mit einem Ruck die Decke weg. Da liegt das Mädchen in seinen Straßenkleidern. Ein weißes Schürzchen und ein blaukariertes Trägerkleid, darunter die Beinlinge der Strumpfhose und die Sandalen, die sie nicht abgelegt hat. Sie schaut mich verschmitzt an, dann streckt sie mir ihre Ärmchen entgegen.
„Hast du mich endlich gefunden? Ich hab schon so lang auf dich gewartet!“, sagt sie schalkhaft. Ich umfasse sie mit einem beherzten Griff und hebe sie aus dem Bett. Das Kind liegt an meiner Brust und ich fühle sein junges Herz pochen. Nun bin ich versucht, eine Handlung zu erfinden, eine Geschichte anzusteuern. Doch will ich gerade dieses unterlassen. Ich will den Augenblick festhalten, wie er sich im zufälligen Schreiben ergeben hat.

Denn die Weile ist nicht lang und ist nicht kurz. Sie bedeutet Leichtigkeit des Seins und unbeschwertes Empfinden der Zeit. Ich verweile in diesem Augenblick, halte das Kind an meiner Brust und schaue in die Augen, die mir von unten her zulächeln. Dann sagt es:
„Komm, spiel mit mir Lego.“ Und nun überlasse ich mich meinen Vaterpflichten. Es sind Sommerferien, Regentage, Tage ohne große Vorhaben, an denen sich der Zufall glücklich entfalten kann. Ich hole die Lego-Bausteine und breite sie auf dem Teppich aus. Wir bauen eine Stadt, dann einen

Zoo und stellen darin die Tiere auf, Kamel, Elefant, die kleinen Affen und Löwen, und schließlich auch Katzen und Hunde. Das Kind ist ganz im Spiel und hat mir die Rolle des Tierwärters zugedacht.

Plötzlich hören wir einen Ruf aus der Küche. „Kommt zum Essen!“ Es ist meine gute Frau, die auch in den Ferien die Arbeit verrichtet, die eine Familie mit sich bringt. Wir gehen ins Esszimmer an den Tisch und sind glücklich, wir drei, meine Frau, mein Kind und ich selbst.

Die Zeit

Eine Studie

Eines Morgens schien die Sonne mit ihren Frühlingsstrahlen durch die schmalen Ritzen der Jalousien und brachte Daniel zum Niesen, indem sie mit unerhörter Frechheit an seiner Nase kitzelte. Verwundert schlug er die Augen auf. Es war ihm, als sei er aus einer fernen Traumwelt in die Wirklichkeit zurückgefallen. Er rieb sich am Rücken, denn er glaubte, von irgendeinem Fall einen Schmerz davongetragen zu haben. Aber vermutlich war das alles nur Einbildung.

Nun versuchte er angestrengt, sich den Inhalt des Traumes ins Gedächtnis zu rufen, aber vergeblich. Nur durchsichtige Traumgestalten tanzten verwirrend vor seinen Augen und schienen ihn auszulachen. Wenn er in Gedanken nach ihnen griff, verflüchtigten sie sich augenblicklich und lösten sich in einem Nebel auf. Aber dieser Nebel betäubte ihn mit einem angenehmen Rosenduft. Hatte er deshalb niesen müssen? Erst jetzt merkte er beim Reiben seiner blinzelnden Augen, dass draußen die Sonne schon aufgegangen war und ihm, dem Langschläfer, fordernd ins Gesicht schien.

Jetzt muss ich aber aufstehen, dachte er bei sich, und erhob sich von seinem Lager. Ohne zu denken überließ er sich seinem gewohnheitsmäßigen Ritual, machte Morgentoilette, begutachtete sich im Spiegel, wählte mit Bedacht die Kleider aus, die er beim Ausgehen tragen würde, brachte dann sein Zimmer in Ordnung und richtete sich, wie jeden Morgen, das Frühstück. Die Zeitung lag schon vor dem Briefkasten, wie immer war sie durch den Schlitz hinunter-gefallen. Während er seinen Kaffee schlürfte, schaute er auf das Datum und schien überrascht, dass sich der Zähler wieder um einen Tag nach vorne gedreht hatte.

Dann prüfte er sein Herz, seinen Blutdruck, vergaß auch das Messen der Zuckerwerte nicht, welche er durch Einnahme eines sehr wohldosierten Medikaments in den erforderlichen Grenzen hielt. Der kleine Piekser in den kleinen

Finger war ihm mittlerweile zur Gewohnheit geworden und er verspürte überhaupt keinen Schmerz mehr dabei. Er liebkoste die Nadel und legte sie wieder in das Etui zurück.

Er nahm das Buch, einen schöngeistigen Roman aus dem vorigen Jahrhundert, dessen Inhalt völlig belanglos war und auch keinerlei Aktualität aufwies, und machte sich auf den Weg in das neu eröffnete Café, in dem er von nun an jeden Morgen einige Stunden mit heiterer Lektüre verbringen würde. Neben dem Lesen würde er sich dem Vergnügen unablässiger Menschenbeobachtung hingeben. Mit großem Wohlgefallen hatte er schon beim ersten Besuch des Lokals bemerkt, dass die Serviererin ihm nicht gänzlich unsympathisch war. Es geht doch nichts über ein jugendlich angenehmes Äußeres, dachte er bei sich und ging durch die menschenleere Vorstadtstraße, die ihn zu dem Café hinführte.

Plötzlich stand eine alte Frau vor ihm, die er gar nicht hatte kommen sehen, vermutlich, weil er in seine Gedanken und Träumereien vertieft war. Sie steckte in den ältesten Klamotten, die man sich überhaupt vorstellen konnte, und sandte jenen Mottengeruch in seine sensible Nase, den er aus dem alten Kleiderschrank der Großmutter noch gut kannte. Ein weiter, aufgebauschter Faltenrock, unter dem man mehrere Unterröcke vermuten musste, und eine schwärzlich schimmernde Bluse mit leuchtenden Knöpfen aus Perlmutter bildeten die Kleidung der Frau. Die Haare waren zu einem dünnen Zopf gewunden und wie ein Hefekranz um ihren Kopf gelagert. Zahllose Runzeln durchzogen ihr Gesicht und die Lippen waren so dünn und schmal, als hätte ein Messer sie ihr ins Gesicht geschnitten.

Niemand kann die Erschütterung beschreiben, die Daniel beim Anblick dieser Frau durchfuhr. Er fühlte in sich eine Kälte, als würde die Welt wie eine Grabkammer über ihm zusammenschlagen.

„Wer bist du?“, hauchte er ihr tonlos entgegen.
„Kennst du mich nicht?“, sagte sie grinsend. „Ich bin die Zeit und schon seit deiner Wiege mit dir verheiratet.“

„Du liebe Zeit!“, entwand es sich röchelnd aus Daniels Brust.
„Ja, lieber Daniel, unsere Liebe ist unverbrüchlich. Keine Macht der Welt kann uns scheiden.“
„Aber warum schaust du so verkommen aus?“
„Du hast mich ein bisschen verludern lassen. Dafür kann ich nichts. Ich bin nicht schuld an meinem Äußeren. Einst war ich Dir eine hübsche Braut mit rosigem Teint.“ Nun lächelte die alte Frau breit über das ganze Gesicht.

Daniel fühlte sich plötzlich an die Traumgestalten erinnert. Ihm war, als seien die Gesichtszüge dieser Frau ihm im Traume erschienen, aber viel jugendlicher und frischer. Ihm war, als sei er mit diesen Traumgestalten durch das Leben getanzt, munter, elastisch und völlig frei von Sorgen. Und plötzlich war er ergriffen von einem überströmenden Mitgefühl für diese alte Frau, die ihm eben jetzt ganz gebrechlich vorkam, als würde sie sogleich tot umsinken.

„Kann ich dir helfen?“, sagte er teilnahmsvoll.
„Du mir? Ach was! *Dir* musst du helfen, dann werde auch ich gesund.“ Aus ihren alten Augen sandte sie ihm zornige Blicke entgegen, die wie Blitze in seiner Seele einschlugen.
„Was soll ich tun?“
„Weißt Du denn das nicht? Wozu hast du die vielen Jahre gelebt, gelernt, gearbeitet, Erkenntnisse gesammelt? Und du weißt nicht, was du tun sollst!“ Die Frau grinste ironisch und dabei konnte man ihre gelblichen Zahnstummel sehen.
„Ich weiß wirklich nicht. Ach, hilf mir doch. In mir ist alles abgestorben. Wenn ich in mich hineinsehe, dann verwunde ich mich an dem scharfen Schilfgras meiner Tage. Scharf und strohig reckt es sich meinen Augen entgegen.“
„Nimm eine Sense und hau es ab. Dann streu Blumensamen in Deine Seele und gieße ihn mit frischem Wasser der Hoffnung und Geduld. Glaube mir altem Weib, sie werden schneller wachsen, als du schauen kannst.“

Plötzlich fühlte Daniel in sich eine innere Wandlung. Ihm war, als schlüge sein Herz viel kräftiger und ließe sein Blut durch alle Adern schießen.

„Ich will, ich will, ich will!“, entrang es sich aus seinem gepressten Herzen. „Sag mir nur, was ich machen soll! Bitte, sag es mir!“
„Du musst nicht nach Gelegenheiten suchen, sie wachsen von dieser Minute an aus deinem Herzen. Sie sind da, greifbar nahe. Siehst du nicht, wie sie dir schon freundlich lächelnd winken. Geh auf sie zu und sie sagen dir, was du machen sollst.“

Während dieser Worte verwandelte sich das Aussehen der alten Frau schlagartig. Ihre nach Motten riechenden Lumpen waren von ihr abgefallen und ein schimmernd weißes Hochzeitskleid schmiegte sich um ihre schlanken Glieder. Ihre Gesichtshaut hatte sich auf wundersame Weise gestrafft und ihre Lippen formten sich zu einem ganz bezaubernden Lächeln. Dann streckte sie Daniel beide Hände entgegen. In überschwänglichem Glücksgefühl wollte er auf sie zugehen, sie umarmen und an seine Brust drücken…, doch da war die alte Frau verschwunden und er war wieder allein in der Vorstadtstraße.

Veronika

Eigentlich war Veronika kein kleines Mädchen mehr, obwohl sie von allen Menschen so behandelt wurde. Ihre Eltern, junge und hübsche Menschen, nach neuester Mode gestylt, wie Yuppies gekleidet, sahen in ihr immer noch das kleine Püppchen, das man auf den Schoß nehmen und nach Herzenslust mit ihm spielen konnte. Vor allem der Vater, ein vierzigjähriger Rechtsanwalt, sehr erfolgreich in der kleinen Stadt, war ihr von Herzen zugetan und verbrachte, wenn er abends aus der Kanzlei nach Hause kam, viel Zeit mit Veronika. Regelmäßig setzte er sie dann neben sich auf die Couch und las ihr Geschichten vor, Grimms Hausmärchen, Geschichten, in denen das Gute belohnt und das Böse bestraft wurde. Aber Veronika schauderte oft, wenn sie vom bösen, schwarzen Wolf hörte und von der alten Großmutter, die den Kuchen und Rotwein nicht mehr genießen konnte, weil dieses unheimliche Untier sie in seiner Gefräßigkeit verschlungen hatte. Der Vater sah dabei seine Tochter so treuherzig an und war über die Wirkung des Vorlesens tief befriedigt. Denn er konnte mit seiner Stimme die Personen so gut nachmachen, dass alles auf Veronika wie ein kleines Theater wirkte und sie sich in ihrer lebhaften Fantasie Rotkäppchen und den Wolf leibhaftig vorstellen konnte.

Wovon der Vater nicht die geringste Ahnung hatte, das war die frühreife Entwicklung seiner Tochter. Kaum einige Wochen war es nun her, seit sie zum ersten Mal ihre Tage bekommen hatte. Schamhaft verbarg sie vor ihrer Mutter diese Entdeckung. Von ihren Mitschülerinnen hatte sie längst erfahren, wie man sich in dieser Situation als Frau zu verhalten habe und dass man Tampons verwenden müsse. Mit dem Taschengeld, welches ihr von den Eltern sehr großzügig zugemessen war, kaufte sie sich heimlich diese Utensilien reifer Weiblichkeit. Sie empfand dabei sogar einen fraulichen Stolz, das Wohltuende der Verheimlichung, als müsste sie diese herrliche Entdeckung vor aller Welt immer verbergen und dürfte sie nur dem Menschen offenbaren, den sie in ihr Herz geschlossen hatte. Denn mit ihrer Mutter konnte und wollte sie darüber nicht reden.

Diese Frau, deren Aussehen nicht anders als perfekt bezeichnet werden konnte, ging einem seltsamen Gewerbe nach, das Veronika nicht zu durchschauen vermochte und von dem sie annehmen musste, dass auch ihr Vater nicht dahinter kam. Oft war ihre Mutter nachmittags und abends weg und wenn sie dann wieder nach Hause kam, wirkte sie in auffallender Weise aufgekratzt, ihre Augen flackerten seltsam und häufig war sie überladen mit Schachteln und Tüten von ihren Einkäufen: kostbare Dinge, teuren Schmuck, seltenes Parfüm, überflüssige Nippsachen und allerlei Luxusartikel. Es war auffallend, dass sie diese Mitbringsel vor ihrem Mann immer zu verstecken trachtete, was ihr auf Grund einer langjährigen Übung auch meistens gelang. Wenn aber der Vater trotzdem mal etwas bemerkte, war sie in Ausreden und Vorwänden so einfallsreich, dass er in seiner gutmütigen Art niemals Verdacht schöpfte.

Denn in der Familie fehlte es seltsamerweise nie an Geld. Obwohl sie nicht gerade zu den ganz Reichen der Stadt gehörten, war doch nie von irgendwelchen Rechnungen oder finanziellen Engpässen die Rede. Es schien selbstverständlich zu sein, dass genug Geld da war, wo und wann man es auch immer brauchte. Veronika sah das wohl und machte sich zuweilen ihre eigenen Gedanken darüber. Dann fühlte sie wieder, wie sich ihr Vater ihr näherte, und manchmal schien ihr, als wäre die Zärtlichkeit des Vaters eine Spur zu zudringlich und als müsse sie sich scheu zurückziehen. Doch hatte der Vater im rechten Augenblick immer das nötige Feingefühl, um seine Hand zurückzuziehen, wenn sie sich einmal in Körperregionen an Veronika verirrt hatte, wo sie schon wie eine reife Frau zu empfinden begann.

Doch nicht die Eltern sollen Gegenstand dieser Erzählung sein, sondern Veronikas Urgroßmutter, eine alte Dame, eine Frau, die nun schon bald auf die hundert Jahre zuging. Sie war sozusagen die Patronin der Familie, und wie eine biblische Patriarchin schien sie mit dem lieben Gott einen Bund abgeschlossen zu haben, nicht eher sterben zu müssen, bevor nicht alle Menschen, die ihrem Mutterschoß entsprossen, unzweifelhaft den Weg des Heils eingeschlagen hätten. Allerdings musste jeder, der sie zu Gesicht bekam, den Eindruck gewinnen, dass sie nicht mehr, wie sonstige Erwachsene, ihre Sinne beieinander hatte. Sie lebte in dem obersten Stock eines Altenheims in völliger Abhängigkeit von der täglichen Fürsorge des Personals, welches sich mustergültig um Veronikas Urgroßmutter kümmerte. Denn Veronikas Eltern hatten bei der Auswahl des Alten- und Pflegeheims nicht gespart und empfanden ein sittliches Hochgefühl im Gedanken, durch ihr vieles Geld der Frau ein bestmögliches Altersglück erkauft zu haben. Freilich muss man sagen, dass sich nun darin auch die ganze Anteilnahme der Eltern erschöpfte. Vielleicht aus Zeitmangel oder aus Vergnügungssucht fanden sie nie Gelegenheit, an dem hinteren Zimmer der obersten Etage im Altenheim anzuklopfen, wo ihre Großmutter lebte.

Lediglich Veronika besuchte oft ihre Urgroßmutter. Sie hatte sich dazu ein seltsames Spiel ausgedacht. Immer, wenn sie zu ihr ging, richtete sie ihre blonden Haare zu altmodischen Zöpfen, zog eine weiße Bluse mit Rüschenärmeln an, einen blaurot karierten Rock, der ihre Knie gerade noch frei ließ, außerdem weiße Kniestrümpfe, die man auch gut zu jeder bäuerlichen Tracht hätte tragen können. Denn sie wusste, dass ihre Urgroßmutter früher auf einer abgelegenen Alm im Allgäu Schafe und Ziegen gehütet hatte. Und wenn Veronika dann so gekleidet zu ihr kam, glaubte diese, sie würde diesem Mädchen von einst begegnen, das sie damals selbst gewesen war.
„Magda, schön dass Du kommst? – Wie geht es den Ziegen? Hat sich keine verlaufen? – Vor dem Ziegenbock musst du dich in Acht nehmen, er springt wieder alle an. – Hat der Vater wieder sein entsetzliches Asthma? – Und hat die alte Kuh noch einmal gekälbert?“

Solche Reden führte sie dann vor Veronika, und es schien, als ob sie mit sich selbst reden würde. Veronika antwortete ihr dann immer, die Rolle übernehmend, welche sich die Urgroßmutter in ihrer Fantasie selbst zugedacht hatte.
Weil die alte Magda, so hieß die Urgroßmutter, Feldblumen über alles liebte, brachte ihr Veronika an diesem Tage, von dem ich erzählen möchte, einen Strauß blauer Wegewarten

mit. Es ist nicht leicht, diese Blumen zu finden. Auf den meisten mit Kunstdünger überdüngten Wiesen können sie nicht mehr wachsen. Nur am Wegrand oder auch am Bahngeleise trifft man sie mitunter noch an. Veronika hatte heute solche Blumen gebrochen und mit einer Haarschleife aus ihrem eigenen Haar zu einem prächtigen Strauß gebunden.

Wie sie bei der Urgroßmutter eintrat, fühlte sie sofort eine Veränderung in dem Raume. Die Vorhänge waren zugezogen und auf dem Tisch brannte eine Kerze.
„Magda, komm zu mir. Ich muss sterben."
„Du musst nicht sterben, du bist doch noch jung, du bist doch die kleine Magda", flüsterte Veronika mit weit aufgerissenen Augen.
„Doch, ich habe heute im Traum meine Eltern gesehen, die mich mit lockendem Zeigefinger zu sich herwinkten. Ich weiß, ich muss zu ihnen gehen. Denn ich muss folgen, sonst bekomme ich von ihnen Schläge."
Veronika trat zu der alten Frau ans Bett und richtete sie ein bisschen auf. Dann zeigte sie ihr den Blumenstrauß. Augenblicklich feuchteten sich die Augen der Urgroßmutter an, und sie schwammen alsbald in Tränen.
„Diesen Strauß hat mir mein Mann zur Hochzeit geschenkt. Er hatte mir dann gesagt: die Wegewarte sei mir ein Wegweiser. Sie solle mich behüten und vor Gefahren beschützen."

Dann schlang sie, in einer plötzlichen Aufwallung von Hilflosigkeit ihre alten knochigen Arme um Veronika. Plötzlich schrie sie: „Dort hinter dem Schrank, wo meine Kleider hängen, dort lauert der Teufel auf mich. Ich habe solche Angst vor ihm. Bitte stell die Blumen auf den Tisch, zwischen das Bett und den Schrank, sodass er mich nicht mehr sehen kann. Siehst Du nicht seine grell funkelnden Augen?"
Veronika begann zu weinen und sagte mit brechender Stimme „Vater unser, der du bist im Himmel...", beendete das Gebet, dann fuhr sie fort „Gegrüßet seist du, Maria", und sah, wie sich die Urgroßmutter beruhigte, wie sich ihre Augen schlossen und sie ihre Lippen lispelnd bewegte.

Auf einmal ging durch ihren Körper eine ganz leichte, kaum merkliche Bewegung und Veronika fühlte sofort instinktiv, dass sie eine Tote im Arm hätte. Ein jäher Schrecken durchfuhr das Mädchen. Ohne zu atmen hielt sie den alten Körper immer noch im Arm und schien in ihn hineinzuhorchen, als ob sie irgendein fernes Lebenszeichen noch entdecken müsste. Minutenlang hatte sie in dieser Stellung verharrt. Dann küsste sie die Verstorbene auf die Lippen, die noch warm waren, und sagte schluchzend: „Magda, ich habe dich lieb, ich bin bei Dir, ich bin doch deine Magda."

Es ging aber durch das Zimmer ein ganz feiner Luftzug, als würde der Geist der Verstorbenen um Veronika schweben. Noch lange hielt diese ihre Urgroßmutter im Arm, bevor sie das Zimmertelefon betätigte und die übliche Prozedur ins Rollen brachte, welche sich mit der Zwangsläufigkeit eines Räderwerkes in Gang setzte, sobald Gevatter Tod ein Heimmitglied abberufen hatte.

Inhalt

Vorwort 2

Das Horoskop 5

Armut 44

Arzt vor Gericht 47

Das verlorene Gedächtnis 58

Das Lebkuchenherz 65

Die Ballonfahrt 68

Die alte Frau 77

Das schönste Weihnachtsgeschenk 89

Eifersucht 95

Die Liliputanerin 103

Elsa, die Wespe 109

Ferienidylle 116

Die Zeit 119

Veronika 123

Inhalt 128

Über den Autor 129

- Über den Autor -

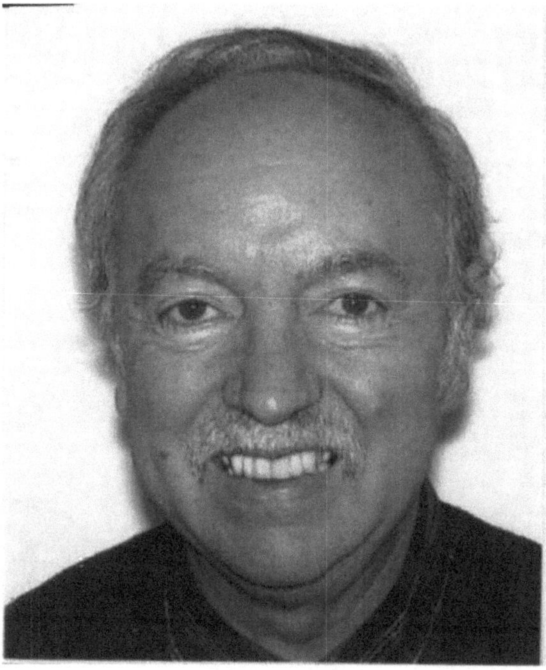

Hans Werner, geb. 1946 in Schramberg im Schwarzwald, unterrichtete als Studiendirektor am Gymnasium Schramberg die Fächer Deutsch, Französisch und Musik und schreibt seit 1992 belletristische Texte. Von 1972 bis 2002 schrieb er Theater- und Konzertberichte für die schwäbische Zeitung. Bisherige Veröffentlichungen im Lumen-Verlag, Freiburg „Aus mir selbst". Gedicht-und Erzählband. 2003, „Lauras Flucht". Roman. 2004, „Herbstblumen". Gedichtsammlung. 2005. Außerdem hat der Autor im Bergmoser & Höller-Verlag Aachen in der Reihe „Deutsch betrifft uns" didaktisch-pädagogische Hefte über Siegfried Lenz, Gerhart Hauptmann, Franz Kafka, Goethe und Brecht veröffentlicht (1997-2004). Einzelne Erzählungen wurden in Anthologien veröffentlicht, in „Querschnitte. Novum-Verlag 2009. ‚Mechthild', dann im Anthologien des August von Goethe – Verlags 2009 ‚Aus mir selbst', ‚Einsame Frau an Weihnachten', ‚Das wundersame Kettchen', und drei Gedichte im Noel-Verlag 2009 ‚Weihnachtsimpressionen'.

Kolibri 360 GmbH
Ferdinand-Jühlke-Straße 7
99095 Erfurt, Deutschland
produktsicherheit@kolibri360.de

Druck:
CPI Druckdienstleistungen GmbH
im Auftrag der
Kolibri 360 GmbH
Ferdinand-Jühlke-Str. 7
99095 Erfurt